건강 100세, 장수 100세

건강 100세, 장수 100세

지은이 | 박명인
삽　화 | 김판국
발행인 | 최원병
발행처 | 농민신문사
기　획 | 농민신문사 독자지원부 마케팅팀
디자인 | 디자인휴 한지혜
인　쇄 | 삼부문화(주)

초판1쇄 발행 | 2008년　5월 28일
초판2쇄 발행 | 2008년　6월 24일
초판3쇄 발행 | 2008년　8월 28일
초판4쇄 발행 | 2008년 10월 20일
초판5쇄 발행 | 2008년 12월　4일
초판6쇄 발행 | 2009년　2월 10일
초판7쇄 발행 | 2009년　4월 30일
초판8쇄 발행 | 2009년　6월 10일
초판9쇄 발행 | 2009년 12월 29일
등록번호 | 제 1-1218호
주소 | 서울시 종로구 종로1가 36
전화 | 02)3703-6055
팩스 | 02)3703-6208

값 12,000원
ISBN 978-89-7947-071-0 03510

건강 100세, 장수 100세

Centenarian Health Secrets

박명인 지음

농민신문사

우리나라 국민의 수명이 갈수록 늘어나고 있다. 현재 국내 여성의 평균수명은 80세를 훌쩍 뛰어넘었으며, 남성의 경우도 70대 중반에 접어들었다. 세계적으로 유례를 찾을 수 없을 정도로 빠르게 고령화 사회로 접어들고 있어 100세까지 사는 시대도 멀지 않은 듯하다.

그러나 사람들은 오래 산다는 마음만 있지, 건강하느냐는 물음에는 쉽게 대답하지 못한다. 건강과 관련한 문제만큼은 자신감이 없기 때문이다. 특히 60세 전후의 노년층이라면 이러한 자신감은 더욱 크게 줄어드는 경향이 있다.

'건강을 잃으면 모든 것을 잃는다' 는 격언에서도 알 수 있듯이 건강의 중요성은 아무리 강조해도 지나치지 않는다. 특히 노인들의 경우 건강에 대한 관심사는 더욱 크다고 할 수 있다.

최근 TV나 신문, 잡지 등 모든 언론매체들이 앞을 다투어 건강에 대한 정보를 다루고 있다. 가히 '건강 정보 홍수시대' 라고 할 만하다.

그런데 농촌에 살고 있는 어르신들의 경우에는 건강에 많은 관심을 가지고 있는데도 불구하고 제대로 된 건강정보를 접하기란 쉽지 않은 것이 현실이다. 바쁜 농사일 등으로 건강 정보를 일일이 챙길 수 없는 것도 원인이 되기도 하지만 주변에 변변한 의료기관이 없는 것도 한 요인으로 작용하고 있다.

필자는 지난 3년 동안 농민신문을 통해 농업인들을 위한 건강칼럼을 연재해왔다. 그동안 농업인들이 소홀이 다루고 있는 건강 문제 등을 짚어주면서 이를 어떻게 해결할 수 있을까를 두고 많은 고민을 해온 것이 사실이다.

'엎어지면 코 닿을 거리' 에 있는 의료기관이 많은 도시와는 달리 농촌의 의료

현실은 매우 열악하다고 할 수 있다.

초기에 쉽게 고칠 수 있는 병인데도 가까운 의료기관이 없어 참고 기다리는 동안 병세가 더욱 악화돼 많은 시간과 돈을 들여 대도시 병원을 찾은 농업인들의 안타까운 사연을 수없이 지켜봤다.

특히 이 같은 환자들이 필자에게 끊임없이 문의를 해올 때마다 안타까움에 앞서 분노까지 느꼈을 정도다.

농민신문에 건강 관련 기사를 연재하면서 본인의 부족함을 느끼면서도 농업인들에게 올바르고 정확한 건강 정보를 제공해야 한다는 사명감이 없었다면 여기까지 올 수 없었을 것이다.

농민신문에 소개된 건강 정보를 한권의 책으로 만들어 다시 한번 농업인들에게 되돌려 주고 싶다는 생각을 가져왔지만 이런 저런 핑계로 실행에 옮기지 못했는데 농민신문사 정길우 부장의 적극적인 권유로 미흡하나마 〈건강 100세, 장수 100세〉가 세상에 나오게 됐다.

그동안 물심양면으로 필자에게 도움을 준 농민신문 오덕화 논설실장님을 비롯해 알찬 건강 기사가 되게끔 노력을 기울여주신 농민신문 편집국 관계자 여러분에게도 이 자리를 빌어 다시 한번 감사를 드린다.

특히 필자를 이같이 즐거운 여정(?)에 끌어들인 농민신문 전 논설위원 최성록님에게도 고마움을 전하고 싶다.

2008년 4월
박명인

　'내 가족이 아프면, 또는 내가 아프면 어느 병원, 어느 의사에게 가지' 라는 고민을 누구나 하게 된다. 그만큼 비슷비슷한 건강 정보가 넘쳐나는 것이 요즘의 현실이다. 하지만 가족 중에 환자가 발생하면 막상 어떻게 대처해야 할지 모르는 것 또한 사실이다. 아무 병원이나 찾아가거나 아무 의사에게 내 가족, 내 몸을 맡길 수 없다는 생각이 앞서기 때문이다.

　비싼 값을 주더라도 신선한 우리 농산물만 골라 먹고, 바쁜 하루를 쪼개 운동을 하면서 건강을 유지하는 사람들이 급속히 늘어나고 있다. 이처럼 우리 사회가 웰빙에 열광하고 있는 것은 건강하게 오래 살기 위한 인간의 욕망이 있기 때문이다. 내 몸보다 더 소중한 것은 없다는 생각이 나올 정도로 건강은 이 시대의 화두나 다름없다.

　진료실에서 환자를 진료하다보면 많은 환자들이 건강에 대한 지식이 상당한 수준이라는 것을 항상 느끼게 된다. 이는 건강에 대한 정보가 각종 매체를 통해 흘러 넘쳐나기 때문이다.

　우리나라는 정보기술(IT) 강국답게 인터넷을 통한 건강정보 역시 무서운 속도로 확산되고 있다. 그 영향력 또한 엄청나다. 문제는 잘못되거나 왜곡된 정보가 올바른 건강 지식으로 포장되어 아무런 여과 장치 없이 그대로 전달되고 있다는 데 있다. 더구나 어설픈 정보가 오히려 독이 된다는 점을 알고 있으면서도 사람들은 주변의 잘못된 정보의 유혹에 쉽게 빠져들어가게 된다.

이 같은 부작용으로 잘못된 정보를 믿다가 치료 시기를 놓치기도 하고 병을 더욱 키운 뒤에야 병원을 찾는 환자를 수없이 보게 된다.

이런 가운데 의학전문 기자로서 30여년 동안 올바른 의학 정보를 제공하고 있는 분이 우리나라에서 의료 정보를 가장 필요로 하는 농업인들을 위해 3년여 동안 건강칼럼을 써왔다는 것은 의료인의 한사람으로서 매우 기쁘게 생각한다. 특히 농촌 현장에서 직접 발로 뛰며 취재하고 이를 정리해 농업인들에게 올바른 건강 정보를 제공한 것에 대해 큰 박수를 보내고 싶다.

농업인들이 정확한 의학 지식을 바탕으로 더욱 건강하고 행복한 삶, 그리고 '건강 100세 장수 100세'를 누리는 세상을 보고 싶다.

고대의무부총장 겸 의료원장
오동주

차례

3부 ─ 치아건강…장수의 지름길

4부 ─ 당뇨병을 잡자

5부 ─ 건강 100세…건강한 부부생활부터

1부

암(癌) 알고 나면
백전백승(百戰百勝)

위암 | 간암 | 폐암 | 유방암 | 자궁경부암
대장암 | 갑상선암 | 전립선암

| 건강 100세, 장수 100세 |

초기 발견하면 완치
40세 이상 정기검진을

위암 발생의 평균 연령은
63세로 40세 이하에서는 드물게 발생한다.
하지만 최근에는 20대의 젊은층에서도 3%가량 발생할 정도로
광범위하게 나타나고 있다.
특히 젊은층일 경우 위암 진행이 빠르고
치료도 어렵다는 특징을 보인다.

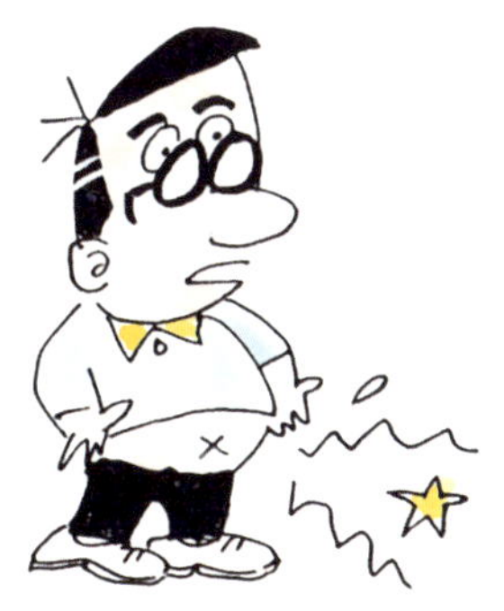

위암의 특징 위암 발생의 평균 연령은 63세로 40세 이하에서는 드물게 발생한다. 하지만 최근에는 20대의 젊은층에서도 3%가량 발생할 정도로 광범위하게 나타나고 있다. 특히 젊은층일 경우 위암 진행이 빠르고 치료도 어렵다는 특징을 보인다.

위암의 초기에는 증상이 없다가 진행됨에 따라 속이 거북하고 쓰리다. 또 식사 후 더부룩하고 입맛이 없다든지 구역질이 나는 경우가 발생하지만 이는 위궤양이나 십이지장궤양 등도 비슷한 증세를 보이기 때문에 잘 구별할 수 없다. 그러나 위암이 발생한 위치에 따라 음식물이 내려가는 곳에 발생하면 구역질과 구토증세를 보이며, 배에 혹이 만져질 정도이면 이미 많이 진행된 경우이다.

위암을 예방하려면 위암은 식이섬유와 관련성이 많아 소금에 절인 음식이나 훈제한 음식을 많이 섭취하면 위험이 증가하고 신선한 과일과 채소를 많이 먹으면 위험이 줄어든다. 일반적으로 우리나라 사람은 '3고 2저식'(3고:소금·질산염·전분, 2저:단백질·과일·채소) 식습관을 갖고 있어 위암 발생률이 높다.

특히 위가 헬리코박터 파이로리에 감염되면 위암 발생의 위험이 높으며, 연령별로는 30대에 30%, 50대에는 무려 50%에 이를 정도로 한살 먹을 때마다 파이로리균은 1%씩 증가한다. 이 균은 대변에서 나온 균이 물이나 채소 등을 매개체로 입을 통해 감염되며, 다양한 위장질환을 일으킨다. 이 균에 감염되면 급성위염을 비롯해 만성활동성위염, 만성위축성위염, 궤양성소화불량증 등을 일으킨다.

위암은 불치병이 아니다 최근 위암은 과거와는 달리 완치가 가능한 암으로 소화기내과와 외과에서 치료하고 있다. 특히 위암 분야에서는 국내 최고의 명의들이 사실상 세계적으로도 최고 수준을 보이고 있을 정도로 국내 의료 수준이 높다.

위암은 전이 여부에 따라 1~4기로 나누는데, 초기 위암인 1기는 사실상 완치라는 개념인 5년 생존율이 95% 이상이며, 임파절에 침윤은 있으나 다른 장기에는 번지지 않은 2기의 경우도 70%이다. 위벽 모두에 침범하고 임파절 전이도 심각한 상태지만 다른 장기에는 확산되지 않은 3기도 30~40%가 완치된다. 특히 의학의 발달에 따라 다른 장기에까지 확산된 4기의 경우에도 최근에는 약 14%가 완치된다. 결국 위암은 조기 진단이 가장 중요하며 상당히 진행된 상태에서 발견됐다고 하더라도 치료를 포기해서는 안 된다.

위암 치료 현재 조기 위암은 내시경으로 치료할 수 있다. 내시경적 점막절제술이라 불리는 이 방법은 위를 자르지 않아 위 절제에 따른 합병증이나 후유증을 피할 수 있어 이젠 조기 위암의 표준적 치료법으로 자리잡고 있다. 진행성 위암인 경우 암의 발생 및 침범 부위에 따라 위 전체를 제거하거나 75~80% 절제하기도 한다. 최근에는 위 절제부위를 최소화하고 남은 위의 기능을 최대한 살리는 방향으로 수술법이 바뀌고 있다.

위암이 2기 이상인 경우 수술 후 면역요법과 함께 항암요법을 해야 한다. 그러나 위암의 경우 항암제가 잘 듣는지에 대해서는 아직도 학자들 사이에 많은 논란이 있지만, 최근 위암도 항암제에 잘 반응하는 것으로 알려지고 있다.

특히 상당히 진행된 위암 환자의 경우 수술 전에 항암요법을 시행해 위암의 크기를 최대한 줄인 다음 수술을 하기도 한다. 이 방법은 때로는 아주 좋은 결과를 얻어 환자의 상태에 따라 시도하고 있다.

술·담배·비만
발병률 높이는 적

우리나라 간암의 원인은 여러 가지가 있지만 가장 많은 것이
B형·C형 간염바이러스에 의해 발생하며, 둘째가 과음이다.
현재 간암 환자의 85% 이상은 간염을 거친 환자로서 간경화증을 갖고 있다.

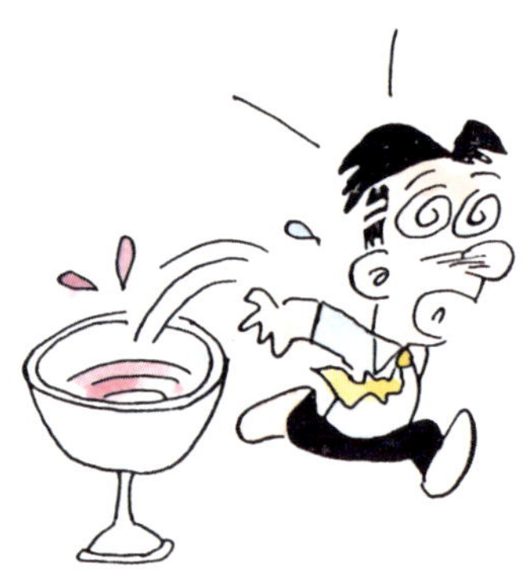

‘인체의 화학공장’ ‘가장 큰 장기’ ‘아파도 말이 없다’ 는 등의 수식어로 대변되고 있는 간. 간은 또 우리나라 사람의 암 사망률 상위권에 항상 이름을 올려놓는 ‘대표선수’ 다. 현재 만성 간질환은 국민 전체 사망원인 가운데 5위를 차지하고, 간암 사망률도 인구 10만명당 남자 32.3명, 여자 10명으로 세계적으로도 가장 높은 수준이다.

우리나라 간암의 원인은 여러 가지가 있지만 가장 많은 것이 B형·C형 간염바이러스에 의해 발생하며, 둘째가 과음이다. 현재 간암 환자의 85% 이상은 간염을 거친 환자로서 간경화증을 갖고 있다. 이 때문에 간암 환자의 간기능을 유지하는 일은 쉽지 않은 것으로 알려져 있다. 만성 간염 환자의 23% 정도가 10년 내에 간경변으로 진행한다.

간질환 진행과정과 증상 간질환은 지방간에서 시작해 급성간염과 만성간염을 거쳐 간경변과 간암으로 진행되는 사실을 명심해야 한다. 보통 간경변은 특별한 증상 없이 조용히 시작된다. 그러나 간이 파괴되고 흉터가 계속 진행되면 식욕부진·메스꺼움·구토 등이 생긴다. 더 진행되면 황달, 피부 가려움증, 복수, 토혈, 간성 뇌증과 같은 증상이 나타날 수 있다.

암 어떻게 진단하나 간암은 초기에는 아무런 증상도 나타나지 않는 경우가 많다. 간혹, 체중이 감소하거나 배의 오른쪽 위에 통증이 있기도 하고, 심한 경우 배에 혹이 만져지고 황달이 발생할 수도 있는데, 이러한 증상이 나타나면 대부분 병이 많이 진행한 경우다.

많이 진행된 간암은 높은 치명률을 보이는 데 비해, 크기가 3cm 미만인 작은 간암(소간암)은 특별한 치료 없이도 1년간 생존할 확률이 90%에 이르며, 수술을 한 경우 5년 생존율이 40~50%에 이를 정도로 예후가 좋은 것으로 알려져 있어 소간암의 조기 진단이 중요하다. 간암 발생 가능성이 가장 높은 간경변 환자들은 3개월 간격으로 초음파 검사와 혈액 검사(알파 태아단백질)를 병행, 간암을 조기에 발견하도록 노력해야 한다. 간암이 발견되면 CT · MRI 촬영, 혈관 조영술 등을 통해 정밀 진단을 하고 필요한 경우 조직검사를 한다.

암 치료방법 간암의 치료로 현재 인정되고 있는 확실한 치료는 수술로 제거하는 것이다. 그러나 우리나라의 경우 심한 간경변이 동반되어 수술 후에 간 기능 악화가 우려되거나, 간암이 너무 넓게 퍼져 있어서 수술로 절제가 어려운 경우가 많아 실제 수술을 할 수 있는 경우는 적은 편이다. 수술이 불가능할 때는 간암으로 향하는 혈관(동맥)에 항암제를 투여하고, 혈관을 막는 간동맥 색전술을 실시해 효과를 볼 수도 있다.

간의 3적(敵)을 잡아라 간을 살리고 죽이는 생활습관 가운데 술과 담배, 비만은 가장 큰 적이다. 흡연은 간의 효소에 영양을 미쳐 약물대사를 촉진 또는 지연시키기 때문에 만성간염의 상태를 악화시켜 간경변증으로 진행하는 데 관여하는 등 간암 발생률을 증가시킨다. 또 흔히 간질환이 있으면 무조건 잘 먹고 잘 쉬면 된다는 말을 하는데, 이는 잘못된 상식이다. 비만으로 인한 지방간은 오히려 병을 악화시킬 수도 있다는 사실을 알아야 한다.

음식 만성 간 질환자는 건강한 사람에 비해 단백질은 23~37%, 지방은 6~40% 부족하다. 간 질환자는 간세포가 파괴되고 간의 염증과 간세포 재생 등으로 일반인에 비해 열량소모가 많다.

일부 환자들이 입맛이 없다거나 구토 · 설사 등으로 식사를 피하는 경향을 보이는데, 단백질 섭취제한과 채소 위주의 식단, 심한 운동, 금식 등은 좋은 방법이 아니다. 지방간이 있는 사람은 영양분 섭취가 많은 반면 운동량이 절대적으로 부족하기 때문에 체지방 분석으로 영양과다 여부를 확인한 후 칼로리 섭취를 줄이고 운동을 많이 한다. 간경변증 환자는 단백질 위주의 식단이 필요하다. 만성간염 환자는 충분한 단백질과 탄수화물을 섭취해야 한다.

"간암 말기입니다."

'암' 하면 마치 남의 일인 양 치부해버렸는데, 그것이 그에게 돌아온 것이다. 경기 부천에 살고 있는 신모씨(35세). 신모씨는 병원에서 마지막으로 수술해 보자는 얘기에 서울의 한 대학병원에서 정밀진찰을 받은 결과 종양이 13cm나 됐다. 외과수술이 불가능하기 때문에 간동맥색전술로 생명을 조금이라도 연장하자는 의사의 말에 색전술을 받아 병세가 호전됐다. 녹즙과 현미·율무 등을 섞은 잡곡밥, 컴프리 추출차 등 항상 푸른채소 위주로 식사하는 대체의학 병합요법도 병행했다.

이렇게 한 다음 퇴원 후 한달 만에 병원에서 간기능 수치를 확인한 결과 거의 정상 수준이었다. 병원에서 적극적인 치료를 건의해 2차 간동맥색전술도 받았다. 이어 커피 관장법과 면역을 강화하는 면역강화요법도 실시했다. 즉 버섯 추출물과 초유, 락토페린 등의 물질도 사용했다.

암세포를 없애는 데 도움을 주는 고용량의 비타민제를 혈관에 투여하고, 간에 영양분을 공급해 정상적인 기능을 유도한다는 '간보호 주사요법'도 실시했다.

신모씨는 간암 판정을 받은 지 3년 됐다. 담당의사는 그의 초음파·CT를 촬영한 결과를 보고 "이렇게 좋아진 것은 처음 본다"며 환하게 웃었다. 그는 지금도 두달에 한번 정기검진을 받고 있다. 아직까지 이상징후는 발견되지 않았으며, 정상적인 건강상태를 보이고 있다.

담배만 끊어도
폐암 멀어진다

폐암은 90% 이상이 담배 때문이다.
담배로 암에 걸릴 확률은 하루에 피운 개비수와 얼마나 오랫동안 피웠는지의
연수에 비례하는 것으로 알려져 있다.
흡연자는 비흡연자에 비해 발생률이 무려 13배나 높고,
간접흡연은 1.5배가량 높을 정도로 간접흡연도 폐암 발생의 주요 원인이다.

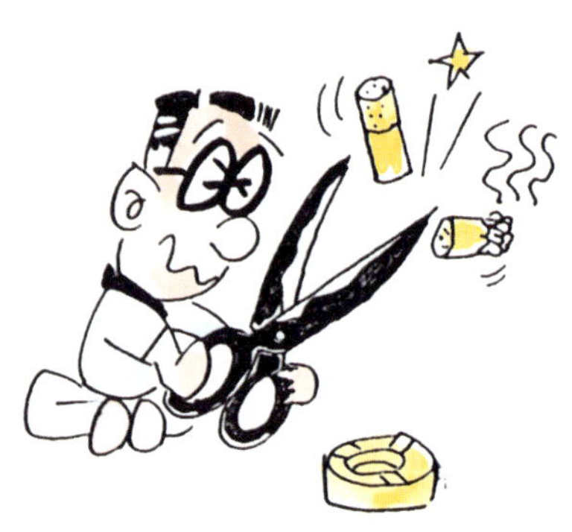

최근 폐암 발병률이 무서운 속도로 늘어나고 있다. 폐암은 우리나라에서도 점차 발생 빈도가 증가하고 있는 암으로 남녀 모두 위암과 간암 다음으로 높은 사망률을 보이고 있다. 폐암은 대부분 병이 진행된 상태에서 발견되기 때문에 치료 성적이 나빠 전체 폐암 환자의 5년 생존율이 14%에 불과하다. 또 다른 암보다 치유율이 낮고, 사망률은 높은 편이다. 그러나 폐암도 조기에만 발견하면 치료율이 60%를 웃돈다는 사실도 알아야 한다.

원인 폐암은 90% 이상이 담배 때문이다. 담배로 암에 걸릴 확률은 하루에 피운 개비수와 얼마나 오랫동안 피웠는지의 연수에 비례하는 것으로 알려져 있다. 흡연자는 비흡연자에 비해 발생률이 무려 13배나 높고, 간접흡연은 1.5배가량 높을 정도로 간접흡연도 폐암 발생의 주요 원인이다. 하루 1갑씩 40년 담배를 피운 경우 비흡연자에 비해 폐암 발생률이 60~70배 높다. 따라서 20년 이상 흡연했거나 50대 이상이면 매년 검사를 받는 것이 좋다.

폐암은 또 보통 몇년에 걸쳐 세포가 변형된 후 암세포가 생기고, 서서히 진행되는 과정을 거친다. 한개의 암세포가 분열해 1cm 정도의 암세포 덩어리로 진행하는 데 보통 20여년이 걸린다. 중간에 담배를 끊었어도 암은 계속 진행된다. 폐암의 가족력이 있으면 발병률이 2~4배 높다. 가족력이 있으면 정기검진으로 조기에 암을 발견하는 것이 중요하다.

증상 폐암 환자의 5~15%는 무증상 상태에서 발견된다. 단지 일반적인 폐암의 자각 증상은 우선 식욕감소, 체중감소, 권태와 피로, 호흡곤란 등을 느끼게 된다. 암이 진행되는 경우에는 심한 기침, 피묻은 객담, 흉통, 발열 등과 함께 갑자기 목이 쉬거나 목과 얼굴이 붓는다. 또 가슴 피부가 아프기도 하며, 식도 침범이 나타나는 경우 밥을 넘기기 곤란할 정도의 통증도 있다. 폐암은 다른 장기, 즉 가슴 속이나 목의 임파선으로 퍼질 뿐 아니라 늑막으로도 번져 늑막염 증세가 생기기도 한다. 다른 장기로 옮겨질 경우 반신불수 · 간질 · 발작 · 언어장애 · 골절 · 복수 ·

황달 등의 증상이 나타난다.

검사 중년 이상의 흡연자가 기침이 나고 가래가 많아졌거나 가래에 피가 섞여 나올 때, 또 감기 증상이 2주 이상 지속되거나 이유 없이 목쉰 소리가 2주 이상 계속되면 진단을 받는 것이 좋다. 또한 하루 한갑 이상의 담배를 피우는 중년 이상의 남자는 1년에 1~2회 정기적으로 흉부 엑스레이 촬영과 객담검사를 받아야 하며, 증상이 의심되면 CT촬영과 MRI검사, 조직검사 등으로 암을 조기에 발견하도록 한다.

치료 폐암은 크게 소세포 암과 비소세포 암으로 나눈다. 소세포 폐암은 전체 폐암 환자의 약 20%를 차지하며, 화학요법이 주치료법이다. 소세포 폐암으로 진단된 경우에는 전신에 암세포가 얼마나 퍼졌는지 검사한 후 바로 항암제로 치료를 시작해야 한다. 소세포 폐암은 아무리 초기라도 수술하지 않고 항암치료를 받으면 완치 가능한 반면 비소세포 폐암은 완전 절제가 가능한 1·2기에서는 수술이 가장 중요한 치료방법이며, 5년 생존율이 60%와 40%이다. 3기 환자에서는 먼저 화학요법 후 방사선 치료를 하거나 일부 환자에서 선행 화학요법 후 암의 크기가 감소되면 수술을 시행하기도 한다. 4기 환자에서는 복합 화학요법이 주축을 이룬다. 수술로 병소를 도려내는 것이 가장 완치 가능성이 높은 치료 방법이다.

예방 폐암은 사실 예방이 최선이다. 특히 대기오염과 흡연에 의한 발암물질의 상승작용은 폐암 발생을 더욱 증가시킨다. 흡연자를 금연시키는 것은 매우 어려우므로 청소년기에 흡연의 기회를 갖지 못하도록 하는 것도 장기적 측면에서 중요하다. 흡연자들은 당근·귤 등 카로틴이 많이 포함된 음식을 섭취하면서 반드시 정기검사를 받아야 한다. 폐암을 조기에 발견하는 것보다는 담배를 끊어 폐암 자체를 예방하는 것이 훨씬 중요하다. 실제로 미국에서는 10~20년 전의 금연운동으로 현재 폐암이 급격히 줄고 있다. 국내 폐암 사망률이 1위가 된 것도 흡연율이 높은 것과 상관이 있으며, 앞으로 10~20년까지는 폐암이 계속 증가할 것으로 보인다.

10년 전 가톨릭의대 강남성모병원을 찾은 서울의 40대 중반 여성 김모씨. 동네병원에서 폐암 진단을 받은 이 여성은 정밀검사 결과 폐암 3기 초로 판명됐고, 주치의에 의해 바로 치료에 들어갔다. 수술 후 항암요법을 병행한 다음 식단조절 등에 온 힘을 쏟았다.

그 결과 현재 건강한 모습으로 1년에 한번 정기적으로 병원을 찾는다. 김모씨는 폐암 환자의 경우 비타민 C의 소모량이 많다는 것을 알고 비타민 C와 항산화 성분이 많은 식품을 매일 섭취했다. 김모씨는 식사원칙을 철저히 지키는 데 노력했다. 끼니마다 베타카로틴이 풍부한 녹황색 채소를 먹고, 조리는 식물성 기름을 이용해 지용성 비타민의 체내 흡수를 돕도록 했다.

아침식사 전에는 반드시 녹황색 채소와 과일·효모를 혼합한 녹즙을, 아침식사는 현미잡곡밥에다 표고버섯·감자·당근·시금치·배추김치 등을, 간식으로는 단호박찜이나 유산균 음료를 섭취했다. 점심식사 전에는 녹즙과 효모, 점심에는 현미잡곡밥을 기준으로 녹황색 채소류 중심으로 식단을 구성했다. 이후 간식은 콩물과 생과일을 약간 먹은 후 저녁식사는 현미잡곡밥에다 연두부찌개·맨김구이·양배추·호박잎쌈·오이·양파 등의 식단을 짜서 영양이 풍부하도록 했다.

야식은 녹즙과 효모를 먹는 등 치밀한 계획을 세운 끝에 10년이 지난 현재 건강한 모습을 유지하고 있다. 강남성모병원 종양내과 홍영선 교수는 "폐암은 1, 2기와 3기 초도 상황에 따라서는 수술과 항암요법 등을 병행하면 완치 가능성이 가장 높은 질환이지만 이후부터는 상황이 좋지 않다"며 "조기 검진에 조기 치료가 가장 중요하다"고 강조했다.

여성 30살 넘으면
건강검진 필수

1990년대 우리나라에서 발생한 여성암의 경우
자궁경부암과 위암에 이어 유방암이 세번째로 높은 발생률을 보였다.
그런데 발생률 3위의 유방암이 2000년 이후
급속하게 늘어나기 시작해 이젠 국내 여성암 1위를 차지할 정도로
국내 여성에 가장 많이 발생하고 있다.

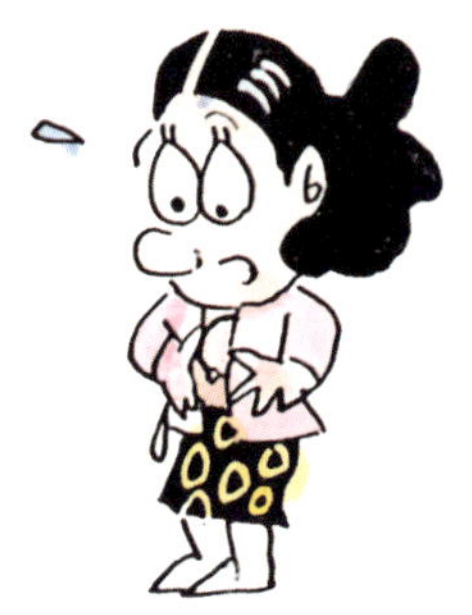

1990년대 우리나라에서 발생한 여성암의 경우 자궁경부암과 위암에 이어 유방암이 세번째로 높은 발생률을 보였다. 그런데 발생률 3위의 유방암이 2000년 이후 급속하게 늘어나기 시작해 이젠 국내 여성암 1위를 차지할 정도로 국내 여성에 가장 많이 발생하고 있다.

현황 대표적인 '서구형 암'인 유방암은 가장 최근의 통계인 한국 중앙 암 등록 사업 연례보고서에 의하면 2002년 현재 약 7,400명의 한국인 여성에서 발견될 정도로 많다. 이는 2002년에 발생된 한국인 전체 암의 7.4%에 해당되며, 전체 여성에서 발생된 암의 16.8%로 가장 흔한 여성암이라는 것을 잘 보여주고 있다.

특히 단순히 발생환자수로만 비교할 경우 1988년에 비해 약 4배, 1996년보다는 약 2배 증가해 매년 지속적으로 유방암 환자가 늘어나는 것을 알 수 있다. 한국인 유방암의 특징은 크게 두가지로 전체 한국인 여성 10만명당 약 30명 정도에서 유방암이 발생되고 있으나 미국 또는 유럽 여성들의 경우 10만명당 약 100~120명이 발생되고 있는 것과 비교할 때 아직까지는 서구 여성들에 비해 발생률이 약 4분의 1에서 3분의 1 수준이며 일본 여성에 비해서도 다소 낮은 발생률을 보이고 있다.

유방암 발생 연령의 경우 서구 여성들은 연령이 증가할수록 발생률도 증가하는데 반해 한국 여성은 40대(특히 40대 후반) 여성에서 유방암 발생률이 가장 높아 전체 유방암의 약 40%가 이 연령대에서 발견되고 있다. 거의 모든 종류의 암과 마찬가지로 유방암도 그 발병 원인이 명확하게 밝혀져 있지 않다.

그러나 다음과 같은 요인들을 가지고 있을 때 그렇지 않은 사람에 비해 유방암이 발생할 위험도는 상대적으로 높다고 할 수 있다. *여성(남성 유방암의 빈도는 여성 유방암 빈도의 약 100분의 1 정도) *본인이 유방암으로 수술을 받은 적이 있는 경우 *유전적 소인 및 가족력 *호르몬 관련 요인 *민족(백인의 경우 흑인이나 황인종에 비해 많이 발생)

증상 · 검진 유방암의 대표적 증상으로는 *멍울(가장 많은 증상이며, 대개는 통증을 동반하지 않고 불규칙한 모양) *피가 섞여 나오는 유두 분비물 *피부 또는 유두 함몰 *유두 또는 젖꽃판의 습진성 상처 *부종 등 유방피부의 변화 *기타 유방통증 등이다.

물론 위에 열거한 증상들이 있다고 해서 모두가 유방암이라고 할 수는 없다. 그러나 위의 어느 한 증상이라도 있다면 전문의를 찾아 진찰받는 것이 좋다. 가장 기본적인 진단방법으로는 환자로부터 병력청취, 의사의 진찰, 유방 엑스레이 촬영·초음파검사 등 영상 진단, 유방암의 여부를 확진하는 조직검사 등이 있다.

검진은 *의사의 임상진찰 *유방촬영술 *유방초음파검사 *유방 MRI 검사가 있고, 조직검사는 세침흡입세포검사, 초음파유도하 총 조직검사, 절개생검·맘모톰 조직검사 등이 있다.

치료 수술·약물요법·방사선치료가 있다. 수술은 가장 기본적인 치료방법인데, 유방부분절제술과 유방전체절제술이 있다. 약물요법은 유방암 수술을 한 후 재발을 방지하기 위한 보조요법이 있다. 또한 암이 어느 정도 진행된 환자의 수술 전에 투여, 암의 크기를 줄이고 투여되는 약제에 대한 유방암의 반응 정도를 알아보는 수술전 항암화학요법이 있다.

유방부분절제술을 시행 받은 환자의 경우 방사선치료를 추가하는 것이 아직까지는 표준요법이다. 유방전체절제술 후 암이 크거나(5cm 이상) 겨드랑이 림프절에 비교적 많이(4개 이상) 전이된 경우에는 방사선치료를 함께 받아야 한다. 한편 유방암 예방법은 아직까지 완전하지는 않지만 이미 알려진 유방암의 위험요인을 피하고, 유방검진에 더욱 관심을 가져 조기에 발견하는 것이 최선의 방법이다.

5년 생존율 2000년 미국암학회가 공식발표한 유방암 환자들의 5년 생존율은 0기: 99~100%, 1기: 98%, 2기: 76~88%, 3기: 49~56%, 4기:16% 등으로 다른 장기의 암에 비해 좋은 치료 결과를 보이고 있다. 앞으로는 유방검진의 활성화 및 유방암 치료법의 발달 등으로 더 좋은 결과를 보일 것으로 예상된다.

주의사항 방사선에 대한 과잉 노출을 피하도록 한다. 결혼과 임신, 아이를 낳고 젖을 먹이는 것은 유방암 발생을 낮추는 효과가 있다. 규칙적인 운동, 채소나 과일을 충분히 섭취하고, 과영양으로 인한 비만 예방, 절주 등의 생활습관 역시 유방암 예방에 도움이 된다.

유방암 극복기 　경북 김천의 현모씨

경북 김천에서 초등학교 교사생활을 하고 있는 현모씨. 1993년 3월 오른쪽 유방에 약간의 멍울이 만져져 근처 병원에서 처음으로 유방암 진단을 받았다. 이후 그는 암투병을 거쳐 현재 유방암을 완전히 물리치고 1년에 한번씩 순천향대병원에서 정기검진만을 받고 있다. 특히 현씨는 철저하게 주치의의 지시에 의한 치료만을 받고 완치된 사례로 아직까지 유방암은 다른 보조요법보다는 수술과 항암요법, 호르몬요법 등이 최선의 치료법이라는 것을 보여주고 있다.

당시 55세였던 현씨가 처음 검진을 받았을 때 약 5cm 정도의 악성종양이 발견됐고, 이후 유방암 3기로 최종 판명됐다. 그는 유방전체절제술을 받은 후 항암치료를 받았으나 4년 만에 암이 뼈로 전이되어 또다시 항암치료를 받았다. 오른쪽 유방과 뼈로 전이된 암세포를 완전히 없애는 데 성공한 현씨는 그러나 처음 유방암이 발생한 이후 6년 만에 또 왼쪽 유방에 오른쪽 유방암과는 전혀 다른 유방암이 새로 발견됐다. 이에 따라 현씨는 의사의 지시에 따라 다시 절제술을 받았고, 6개월 동안의 항암·호르몬 치료를 다시 받았으며, 최근 병원에서 주치의로부터 최종적으로 완치됐다는 결과를 들었다. 현씨의 사례가 말해주듯 유방암은 철저하게 주치의의 지시에 따라 치료하는 것이 완치의 지름길이다. 의사들은 다양한 녹황색 채소류와 균형잡힌 식단, 걷기와 같은 유산소운동이 회복에 많은 도움을 준다고 설명한다.

비정상 출혈 땐
일단 의심하세요

자궁경부암은 연령에 따라서는 주로 30대 초에는
초기 암 형태로 많이 발생하고, 약 10년 내지 15년의 경과를 거쳐
40대 이후에는 침윤암으로 진행된다.
즉 자궁경부암은 40대 이후 여성의 건강을 해치는 제일 무서운 적으로
우리나라에서는 매년 약 6,000여명에게서 발생하고 있다.

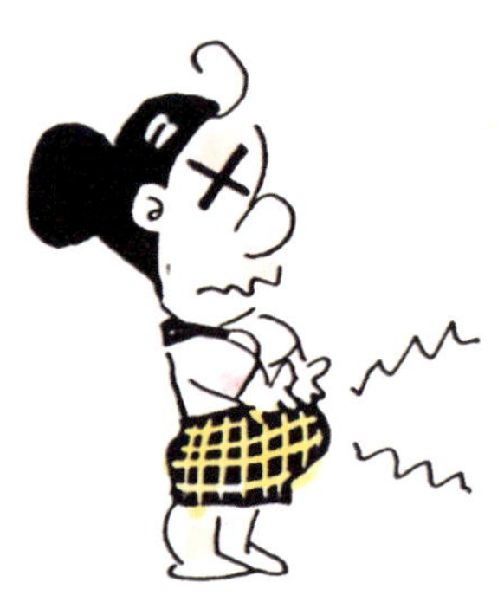

자궁은 조롱박을 거꾸로 매달아 놓은 모양을 하고 있다. 이 조롱박의 입구가 자궁에서 경부 즉, 목에 해당하며 여기에 발생하는 암이 자궁경부암이다. 자궁경부암은 우리나라 여성에게 발생하는 악성 암 중 발생 빈도가 가장 높은 질병인 반면 조기 진단과 치료가 가능한 대표적 질환이다.

자궁경부암은 연령에 따라서는 주로 30대 초에는 초기 암 형태로 많이 발생하고, 약 10년 내지 15년의 경과를 거쳐 40대 이후에는 침윤암으로 진행된다. 즉 자궁경부암은 40대 이후 여성의 건강을 해치는 제일 무서운 적으로 우리나라에서는 매년 약 6,000여명에게서 발생하고 있다.

어떻게 발생하나 HPV라고 불리는 인유두종 바이러스가 원인이다. 이 바이러스는 주로 성행위에 의해 옮겨진다. 그러나 이 바이러스에 감염됐다고 모두 암이 생기는 것이 아니라 80여가지의 이 바이러스 가운데 고위험 바이러스에 감염된 사람의 20~30%에서 암의 전 단계가 발생하며, 또 이 중 10~20%에서 암이 발생한다. 최근 연구에 의하면 흡연이 자궁경부암 발생에 아주 중요한 원인으로 대두되고 있기도 하다. 또 17세 이전에 일찍 성관계를 가진 여성과 여러 남성과 성관계를 가진 여성, 여러 명의 여성과 성관계를 가진 배우자를 둔 여성일수록 암 발생률이 높다.

위험 인자 자궁경부암 발생에 관여하는 위험인자는 *라틴아메리카, 아프리카 또는 아시아지역의 여성 *저소득 계층 흑인, 스페인계 혹은 아메리카 인디언계 *아이를 낳은 경험이 있는 사람 *17세 이전의 성경험자 *성적 상대가 많은 사람 *인유두종 바이러스 *장기 흡연자 *이전에 규칙적인 암 검사를 하지 않은 경우 *비타민 A · C, 엽산염이 부족한 경우 등이다.

어떤 징후가 나타나나 가장 흔한 증상인 비정상적인 질출혈은 폐경기 이후에 출혈이 새롭게 나타나거나, 폐경 이전 여성의 경우에는 생리기간이 아닌데도 불규칙하게 나타나는 출혈이다. 이러한 출혈은 성관계나 심한 운동 후, 대변을 볼 때, 질세척 후에 많이 나타날 수 있다. 폐경 이전의 여성에서는 생리량이 갑자기 많아지거나 생리기간이 길어질 수도 있다.

그러나 진행된 암이 있는 경우에도 아무런 증상이 없는 경우가 많다는 것을 알아야 한다. 또 암덩어리가 2차적으로 감염이 되거나 암덩어리 자체에 괴사가 생기면 악취가 나는 분비물이 생겨 질 분비물이 증가하는데, 이럴 경우에도 의사의 진단이 필요하다. 골반통, 요통, 이유 없는 체중 감소 등도 주의해야 한다.

예방 위험 인자들을 이해하고 고치려고 노력하면 자궁경부암을 예방할 수 있다. 또한 본인이 관심을 가지고 규칙적으로 세포진 검사를 철저하게 받으면 조기 발견과 치료가 가능하다. 정기 검사를 통해 암의 전 단계 시기에 병을 발견하면 간단하게 치료를 할 수 있으며, 침윤암으로 진행되는 것을 막을 수 있다. 또한 침윤암으로 진행됐다 하더라도 초기에 발견, 근치암 수술을 시행하면 좋은 치료 결과를 볼 수 있다. 또 건강한 성생활과 비타민 A · C, 카로틴, 엽산 등이 풍부한 신선한 채소나 과일 등을 충분히 섭취하면 도움이 된다.

치료 자궁경부암을 일으키는 바이러스는 박멸할 수 없다. 때문에 암의 전단계에서 발견, 치료하는 것이 가장 최선의 예방법이자 치료법이다. 최근 자궁경부암 수술에도 내시경을 이용한 치료법이 도입되면서 내시경을 이용하여 골반 내 임파절 절제술과 질식 광범위 자궁 적출술을 시행함으로써 개복술로 인한 동통, 장기간 입원, 장기간 배뇨 불능 등을 해결할 수 있다. 자궁경부암 환자가 피해야 하거나 추천되는 음식은 없다. 하지만 전체적으로 충분한 영양과 휴식, 그리고 운동이 몸의 면역기능을 강화하고 투병생활에 도움이 된다.

서울 도봉구에 살고 있는 가정주부 김모씨(34). 1996년 봄, 아이를 낳기 위해 동네 산부인과를 찾았으나 자궁에 이상이 있다는 의사의 얘기를 듣게 됐다. 그 후 고려대 안암병원 산부인과에서 초음파와 CT촬영, 세포진검사 등 모든 검사를 받은 결과 자궁암 2기 말이라는 진단결과를 들었다. 이미 자궁 주위 조직에까지 암세포가 침범한 상태여서 처음에는 수술을 하지 못하고 항암치료와 방사선치료를 먼저 하는 어려움을 겪었다.

당시 머리칼이 한올씩 빠져나가 초여름인데도 모자를 써야 했고, 몸은 나날이 초췌해갔다. 기력도 없어 휠체어 신세를 지면서 본격적인 암과의 처절한 싸움을 시작했다. 암조직을 수술할 수 있는 크기로 줄이기 위한 항암·방사선요법을 거쳐 두달 만에 자궁을 들어내는 자궁적출술을 실시했다.

암과의 싸움에서 가장 중요한 것은 체력이라고 생각하고 주치의가 처방한 면역증강제를 빠짐없이 먹는 한편, 매일 20~30분 속보를 계속했다. 이어 채식 위주의 식단과 시중에 나와 있는 영지버섯 등 암에 좋다는 것도 정기적으로 구입해 먹었다. 물론 이 과정에서도 병원에서 매주 항암치료는 일주일에 한번씩 6번, 방사선치료도 일주일에 5번씩 6주간 모두 30번을 받아야 했다.

이런 과정을 거쳐 현재 완전히 암세포를 제거하는 데 성공했다. 처음 암세포를 발견한 후 5년이 지난 2000~2002년은 재발 방지를 위해 3개월마다 한번씩, 그리고 2002년부터 현재까지는 6개월에 한번씩 정기적으로 병원에서 검진을 받고 있다. 물론 아직까지 몸에서는 암세포를 찾아볼 수 없다.

그는 "처음에는 암과의 싸움으로 하늘이 무너지고 남몰래 눈물도 많이 흘렸지만 아이들과 남편을 생각해 모든 두려움을 극복할 수 있었다"면서 "암과의 싸움에서 가장 큰 힘은 이길 수 있다는 자신감과 체력이며, 특히 희망을 잃지 않은 용기가 오늘의 나를 만들었다"며 환하게 웃었다.

매일같이 채소·과일
장이 튼튼하네

대장암은 오른쪽 대장암과 왼쪽 대장암, 직장암의 증상이 서로 다르다.
오른쪽 대장암은 적은 양의 출혈이 지속되지만
대변에 피가 섞여 있다는 것을 눈으로 알 수 없을 정도로 양이 적다.
더 진행되면 암덩어리가 커져 오른쪽 배에서 딱딱한 혹이 만져지기도 한다.

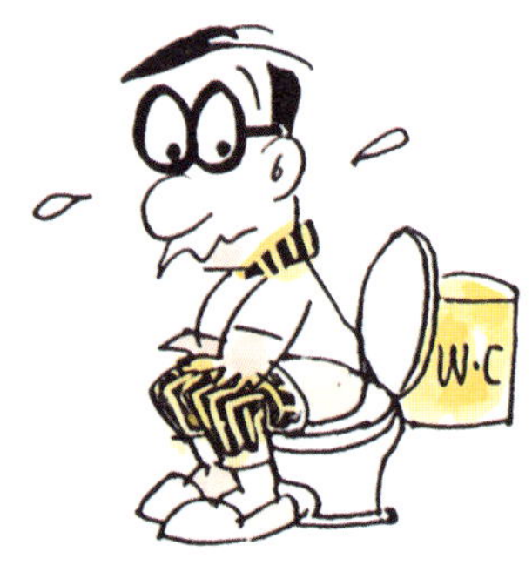

대장은 다른 말로 큰 창자라고 부르며, 섭취한 음식물이 위와 작은 창자를 지나는 동안 영양분은 모두 흡수되고, 음식 찌꺼기가 큰 창자로 이동되면 이곳에서 수분이 흡수된 후 대변을 만들어 항문으로 내보내는 역할을 한다. 대장은 우리 몸의 하수구와 같은 역할을 한다고 할 수 있다. 항문으로 연결되는 마지막 10~15cm 부위를 직장이라고 따로 부르기도 한다.

증상 대장암은 오른쪽 대장암과 왼쪽 대장암, 직장암의 증상이 서로 다르다. 오른쪽 대장암은 적은 양의 출혈이 지속되지만 대변에 피가 섞여 있다는 것을 눈으로 알 수 없을 정도로 양이 적다. 더 진행되면 암덩어리가 커져 오른쪽 배에서 딱딱한 혹이 만져지기도 한다.

왼쪽 대장암도 초기에는 증상이 거의 없다. 어느 정도 진행하면 복통이 생기며 변비와 설사가 반복되는 특징적인 증상이 나타난다. 직장암은 항문과 가까워 비교적 초기라도 대변에 피가 묻어 나온다. 이때 피 색깔은 항문에 가깝게 위치한 암일수록 붉은색을 나타내므로 치질과 혼동되기도 한다. 진행되면 대변의 굵기가 가늘어지며 점점 대변보기가 힘들어질 뿐 아니라 골반통이 동반되기도 한다. 현재 미국 등 외국에서는 오른쪽 대장암이 많으나 우리나라에서는 직장암과 왼쪽 대장암이 많다.

진단방법 항문을 통해 가느다란 내시경관을 삽입, 대장 안을 직접 들여다보는 대장내시경검사가 가장 정확하다. 간혹 내시경을 받지 못하는 사람에게는 대장에 조영제를 넣은 다음 방사선을 촬영하는 대장조영술을 시행하기도 하지만 정확도는 떨어진다. 직장암은 항문에 손가락을 넣어 항문과 직장 안을 직접 만져보는 직장수지검사를 시행하면 70~80%에서 진단이 가능하고, 직장암과 비슷한 증상을 나타내는 치질 등의 항문 질환과도 쉽게 구별할 수 있다.

원인 식생활과 밀접한 관계가 있다. 육류와 동물성 지방의 섭취가 많은 미국과 유럽에서 가장 많은 암이 대장암이며, 이러한 식생활은 채식 위주의 식생활에 비해 대장암 발생이 많다. 최근 우리나라에서 대장암 환자가 증가하고 있는 것도 이런 식생활 변화와 관련이 있다.

대장암의 15%~20%는 유전적인 원인 때문인 것으로 알려져 있다. 즉 *2대에 걸쳐 환자가 있거나 *가족 중에 3명 이상 대장암 환자가 있을 때 *50세 이하의 젊은 나이에 암이 생겼을 때에는 이런 요인이 많다.

치료 수술이 원칙이다. 거의 모든 대장암과 직장암에서 수술을 한다. 초기에 수술하면 거의 완치에 가깝게 치료되고, 어느 정도 진행된 경우나 심지어 다른 부위에 전이가 되어도 수술로 암 부위를 제거한 후 항암제 치료를 하면 다른 암에 비해 치료 효과가 좋다. 대장암과 직장암에서의 항암제 치료 약제는 다른 암에서의 항암제 약제와는 달리 부작용이 심하지 않다.

내시경 · 복강경 시술 초기 암의 일부에서 대장내시경으로 암 부위만을 도려내듯 제거할 수 있는 경우가 있으나 극히 일부분에서만 가능하다. 그 외에는 모두 대장을 일정 길이만큼 잘라낸다. 최근 복강경(배 안을 확대해 들여다보는 일종의 내시경)을 이용, 배에 나무젓가락 크기의 구멍을 내는 이른바 최소절개수술로 대장암 수술을 할 수 있다. 복부에 0.5~1cm 크기의 구멍을 몇개 뚫어 특수장비를 이용, 대장암을 완전히 절개하는 방법이다. 이 수술은 통증이 적고 회복이 빠르다. 또한 합병증이 적고 입원기간을 단축시킬 수 있는 한편 수술로 인한 면역기능 저하를 최소화하는 등의 이점이 있다.

예방 꾸준한 운동과 섬유질이 풍부한 음식 섭취가 가장 좋다. 섬유질 음식은 대장 통과시간이 빨라 장 내 발암물질과 장벽의 접촉이 줄고, 해로운 담즙산을 중화시키는 효과가 있다. 최근 유럽 10개국 암 관련 단체들의 합동연구에 의하면 섬유질 섭취량을 두배 늘리면 대장암에 걸릴 위험이 40% 줄어든다는 보고도 나와 있다. 채소류와 과일류는 섬유질은 물론 항산화물질(antioxidant)도 풍부하다. 충분한 물과 채소 · 과일을 자주 먹는 것은 손쉬우면서도 효과가 좋다. 3~5년에 한번씩 대장내시경검사를 받는 것도 필요하다. 가족 중에 대장암 환자가 있다면 그 기간을 단축해 2~3년마다 검사를 받는다. 과거에 대장내시경검사에서 선종성 폴립(혹은 용종)이 발견된 사람도 대장암의 위험군에 속하므로 정기적인 검사를 받아야 한다. 선종성 폴립은 시간이 경과하면서 대장암으로 변한다는 사실이 여러 연구를 통해 잘 알려져 있기 때문이다.

올해 60세로 정년을 맞는 서울 송파구의 김모씨. 그는 의학관련 전문직에 종사하고 있는 직장인이기 때문에 암에 대해 많이 알고 있다고 자부했다. 대장암의 경우 아버지와 사촌 형님, 그리고 초기에 발견됐지만 형님 등 이미 3명이 발병할 정도로 유전적인 요인이 많아 누구보다도 조심한 편이다.

그에게 불행이 찾아든 것은 7년 전인 53세 때. 평소 잘 알고 지내던 한 내과 전문병원 병원장과 얘기를 나누던 중 집안 이야기가 오고 갔고, 대장내시경검사를 받아보자는 권고에 따라 다음날 검사한 결과 인정할 수 없었던 결과가 나온 것이다. 병원장은 초기 암이니 걱정하지 말고 대학병원에서 수술을 받으라고 말했으나 암환자라는 사실을 인정할 수 없었다. 그러나 현실을 직시하고 바로 수술받은 결과 대장암 3기로 판명됐다.

항암주사와 항암제를 복용하면서 암과의 전쟁을 시작했다. 그는 대장암에 좋다는 버섯류를 달여서 매일 먹는 한편 운동도 빠르게 걷기 등을 30분씩 꾸준히 했다.

김모씨는 "암과의 전쟁은 마라톤과 같은 자신과의 싸움"이라고 생각하고, 항암제 투여 및 식이요법을 했다. 다행히 수술 후 1년간의 항암제 복용 등 정기적인 투병생활을 거쳐 5년 후인 지난 2003년에는 병원으로부터 "암세포가 없어졌다"는 판정을 받았다. 이후 6개월에 한번씩 정기검진을 받다가 최근

1년에 한번씩 정기검진을 받으라는 주치의의 얘기를 들었다. 그는 식이요법과 운동, 채식 위주의 식생활을 계속한다며 환하게 웃었다.

목에 혹이 볼록
그냥 부은게 아니라고?

최근 갑상선암이 급증하고 있는데,
이는 남성보다 여성에게서 4~5배 이상 많이 발생하고 있다.
보건복지부가 발표한 보고서에 따르면 여성 갑상선암 환자는
유방암 · 위암 · 대장암에 이어 4위로 나타났다.

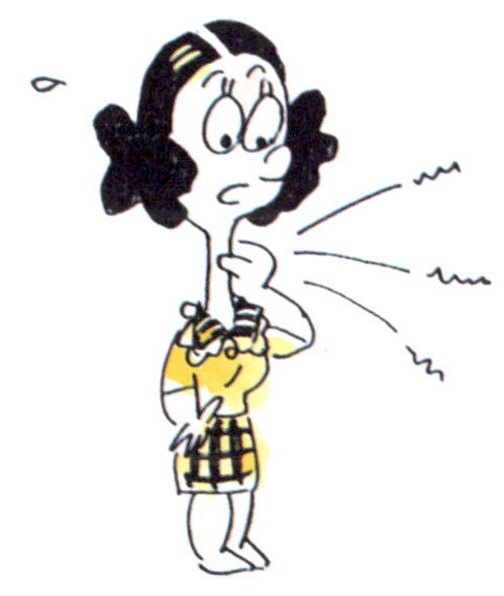

최근 갑상선암이 급증하고 있는데, 이는 남성보다 여성에게서 4~5배 이상 많이 발생하고 있다. 보건복지부가 발표한 보고서에 따르면 여성 갑상선암 환자는 유방암·위암·대장암에 이어 4위로 나타났다. 여성 갑상선암 환자가 큰 폭으로 증가한 것은 실제 발생 환자 수가 상대적으로 늘어나기도 했지만 이보다는 건강에 대한 관심이 높아지면서 건강검진이 일반화되고 초음파 등을 통해 증상이 나타나기 전에 미리 진단이 되기 때문으로 분석되고 있다.

갑상선이란 갑상선은 갑상선호르몬을 분비하는 내분비기관의 이름으로, 목 한가운데에 볼록하게 튀어나온 물렁뼈(갑상연골) 아래에 나비가 양쪽 날개를 편 것과 같은 모양을 하고 있다. 한쪽 날개의 폭이 약 2cm이고 길이가 약 5cm이며 양쪽을 모두 합쳐서 15~20g의 무게를 가지고 있다. 목 안쪽에 있기 때문에 외부에서 보이거나 만져지지 않지만 병에 걸리면 만져지거나 보이기도 한다.

그러나 목이 지나치게 길거나 마른 여성의 경우에는 병이 없어도 갑상선이 만져지거나 보이며, 반대로 목이 짧고 굵은 사람은 병에 걸려도 만져지거나 보이지 않기도 한다.

갑상선은 내분비기관 중 하나로 갑상선호르몬을 생산하고 저장했다가 혈액으로 내보내는 일을 한다. 갑상선호르몬은 인체의 대사과정을 촉진해 체온을 유지하거나 태아와 신생아의 뇌·뼈의 성장발달에 도움을 주는 등 모든 기관의 기능을 적절히 유지시키는 물질이다. 이곳에 생기는 암을 갑상선암이라고 한다.

여성이 남성보다 4~5배 이상 많아 갑상선암은 모든 연령층에서 발생한다. 갑상선암은 다른 암과는 달리 평생 악화되지 않거나 다른 장기로 전이되지 않는 경우도 많다. 한 연구결과에 따르면 천수(天壽)를 누린 뒤 사망한 사람들을 부검하자 10~30%가 갑상선암을 가지고 있었던 것으로 알려질 만큼 암이 악화되지 않은 채 평생을 산 경우도 많다.

따라서 학계에서는 갑상선에서 혹이 발견됐더라도 지름이 1cm 이하일 경우에는 별다른 조치 없이 계속 관찰할 것을 권고하고 있다. 그러나 조직검사 결과 암으로 판명되면 당연히 수술해야 한다.

왜 발생하나 갑상선암의 발생 원인은 뚜렷하게 밝혀져 있지 않다. 그러나 가장 많이 알려진 요인으로는 방사선 노출 때문으로 학자들은 보고 있다. 제2차 세계대전 당시 원자폭탄이 떨어진 일본에서 전후 갑상선 유두상암 환자가 증가했고, 지난 1986년 러시아 체르노빌 원자력발전소 사고로 방사선에 노출되었던 구 소련 주민에게서 갑상선암이 100배 이상 많이 발생한 것이 가장 대표적인 경우다. 한편 갑상선암은 여성에게서 많이 발생하는데 여성호르몬인 에스트로겐이 위험인자로 관여하는 것은 아닌지 추정하고 있다.

진단은 어떻게 하나 갑상선의 경우 전 인구의 5~8%는 손으로 만져지는 혹이 있으며 초음파 검사를 하면 많게는 전 인구의 60~70%가 갑상선에 혹이 나타난다. 초음파 검사에서 혹이 발견되면 이 중 약 5%가 악성인 갑상선암으로 진단된다.

간혹 경부 림프절이 커진 경우가 갑상선암의 초기 징후로 나타나기도 하고, 드물게 목소리가 변하거나 기관이나 식도의 압박증상으로 나타나기도 한다. 갑상선 혹이 이 같은 증상이나 초음파 등으로 진단되면 우선적으로 조직검사(미세침 흡입검사)를 시행하여 암의 유무를 확인하는 게 중요하다. 보조적으로 갑상선 스캔이나 경부 CT 등을 시행하여 진단에 도움을 받기도 한다.

치료는 갑상선암으로 진단됐을 때 1차적 치료법은 물론 수술이다. 그러나 너무 서두를 필요는 없다. 갑상선암은 일반적으로 환자 나이가 45세 이하이며 다른 장기에 전이되지 않았을 경우에는 수술만으로도 치료가 끝난다. 수술은 갑상선을 제거하는 것으로, 수술 후 1주일 정도면 퇴원이 가능하다. 또 별도의 항암치료도 필요없지만 재발을 막기 위해 방사선 동위원소인 요오드를 먹어야 한다. 또 갑상선호르몬제제를 매일 한번씩 복용해야 한다. 그렇지 않으면 갑상선기능저하증 증세가 나타나기 때문이다.

방사선 동위원소 치료는 종양의 지름이 4.5cm 이상인 경우, 종양이 갑상선을 침범한 경우, 다중심성 종양인 경우, 주위 조직을 침범한 경우, 원격전이가 있는 경우에 실시한다. 단지 극히 일부분이지만 방사선 동위원소 치료도 부작용이 생길 수 있다.

50대 남성 최대의 적
젊은층도 요주의

우리나라 55세 이상 남성 100명 가운데
5.2명이 전립선암인 것으로 밝혀져 전립선암 주의보가 발령됐다.
이 같은 사실은 최근 대한비뇨기과학회와 비뇨기종양학회가
강릉 · 대구 · 전주지역 55세 이상 남성 4,000명을
대상으로 한 전립선암 검사 결과 드러났다.

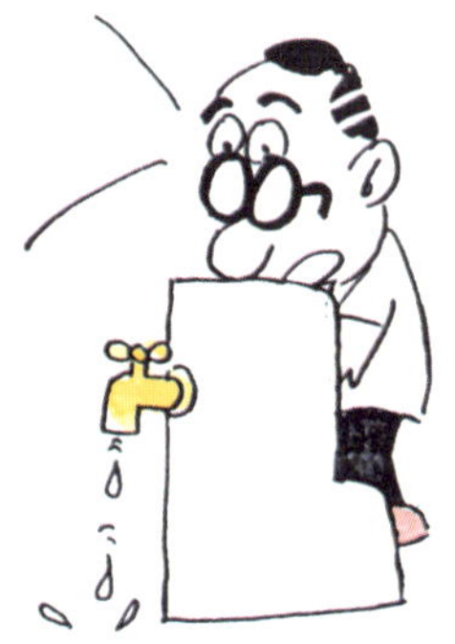

우리나라 55세 이상 남성 100명 가운데 5.2명이 전립선암인 것으로 밝혀져 전립선암 주의보가 발령됐다. 이 같은 사실은 대한비뇨기과학회와 비뇨기종양학회가 강릉 · 대구 · 전주지역 55세 이상 남성 4,000명을 대상으로 한 전립선암 검사 결과 드러났다.

전립선암은 전립선이 비대해져 나타나는 전립선 비대증과는 다르다. 이 암은 전립선 주변부로부터 시작되는 악성종양으로 우리나라 50대 이후 남성들에게 최대의 적으로 떠올랐다. 미국 남성의 경우 매년 암 발생률 1위와 사망률 2위라는 불명예를 안겨주고 있는 전형적인 선진국형 암이다. 특히 이 암은 종양이 자라면서 전립선 내부에까지 퍼지며, 뼈나 폐 등 신체의 다른 중요 장기에 전이되는 악성종양으로 사망률이 일반 암보다 높다.

유전 · 연령 · 주변 환경 등 3가지 요인에 따라 발생률에 큰 차이를 보인다. 현재 전체 환자의 약 9%가 가족력이 있는 것으로 알려지고 있다. 즉 형제 중 환자가 있으면 3배, 가족력이 있으면 그렇지 않은 사람보다 8배나 발생률이 높다. 그리고 전립선암이 발생한 환자 2명 가운데 한명이 유전적인 원인을 갖고 있을 정도로 유전적 요인이 크다.

또 연령이 높을수록 발생률도 높은데, 50세를 전후해 급속히 늘어난다. 미국에 이민간 한국인이나 일본인의 경우 본국 사람보다 전립선암 발생률이 높다. 이는 서구식 식생활 등 주변 환경 영향을 많이 받기 때문인 것으로 알려지고 있다.

전립선암은 크기가 작고 초기엔 대부분 증상이 거의 나타나지 않는다. 최근 발견되는 전립선암은 혈중 전립선특이항원(PSA)치가 증가했다든가, 직장 수지검사에서 딱딱한 멍울(결절)이 만져지거나 아니면 전립선 비대증으로 생각하고 떼어낸 조직에서 암세포가 발견되는 경우가 대부분이다.

그러나 이미 암이 상당히 진행됐거나 암과는 별도로 전립선 비대증이 동반된 경우에는 배뇨 곤란 · 빈뇨 · 혈뇨 · 배뇨 시 통증 · 약한 오줌줄기 및 배변 시 불편 등의 증상이 나타난다. 또 전립선암이 다른 장기, 특히 골반 뼈나 척추에 전이된 경우에는 심한 골통증이나 심한 하반신 마비 또는 병적 골절 등이 함께 나타난다.

전립선암은 초기에는 다른 암과 마찬가지로 아무 증상이 없다. 증상이 나타날 때는 이미 국소적으로 진행됐거나 다른 부위에 전이된 경우다. 진단은 둘째 손가락을 항문에 넣어 직장 쪽으로 있는 전립선 부위를 만져서 확인하는 직장 수지검사법이 있다.

환자는 대개 서 있는 상태에서 허리를 구부려 앞으로 숙이는 자세, 또는 모로 누워서 무릎을 배에 붙이는 자세로 검사를 받으며, 시간은 5~10초 걸리고 통증은 없다. 미국암협회와 미국비뇨기과학회에서는 비록 증상이 없더라도 50세 이상에서는 무조건 직장 수지검사와 혈청 전립선특이항원치 측정을 권장하고 있다. 이 검사에서 이상이 발견되면 반드시 조직 생체검사를 시행한다.

전립선암은 일단 발병하면 향후 진행 양상을 예측하기가 어렵다. 이 암은 악성이기 때문에 전립선 경계를 벗어나 주위 조직으로 직접 뚫고 나가거나, 혈관 및 림프관을 통해 퍼져나간다. 전립선 위 또는 아랫부분, 그리고 신경이나 혈관 및 사정관이 통과하는 곳은 피막이 약하기 때문에 이곳을 통해 암이 쉽게 퍼진다. 따라서 이와 같은 부위에 암이 생길 경우 예후는 좋지 않다.

초기에는 별 증상이 없다. 그러나 어느 정도 진행되면 갑자기 소변이 막히는 급성 요폐 또는 본인도 모르게 소변이 흐르는 요실금을 일으킨다. 전이가 많은 뼈의 경우 통증, 척수 압박에 의한 하지마비 등의 신경장애를 일으키며, 가벼운 충격에도 뼈가 쉽게 부러지는 것을 흔히 볼 수 있다.

수술은 전립선암이 전립선에만 있고, 진단 당시 환자가 앞으로 10년 이상 생존할 수 있을 것으로 기대되며(보통 75세 이하), 환자의 전신상태가 건강한 경우에만 '근치적 전립선적출술'을 시행한다. 최근에는 세브란스병원과 고대 안암병원 등의 대학병원이 로봇을 이용한 수술을 실시해 좋은 결과를 얻고 있다.

전립선암을 조기에 발견해 근치적 전립선적출술을 시행하면 대부분 아주 좋은 결과를 얻는다. 수술로 전립선암을 완전히 제거했지만 수술 후 혈중 전립선특이항원 수치가 올라가면 재발한 경우다. 이때는 방사선 치료나 호르몬 치료 등을 추가로 시행한다.

2부

가장 흔한 노인성 질환

증상과 진단 그리고 가장 좋은 치료법

소화기질환 연하곤란| 변비| 위염
뇌질환 치매| 섬망| 어지럼증| 우울증| 조울증| 파킨슨병|
건망증| 뇌졸증| 수면장애
심장질환 협심증과 심근경색증| 고혈압| 저혈압| 대사증후군
호흡기질환 만성기침| 수면무호흡증과 코골이
척추 및 관절 질환 척추결핵| 관절염| 골절상| 척추관협착증|
골다공증| 류머티스관절염| 오십견| 통풍| 손저림증
전신질환 가려움증| 근막통증후군| 치질| 섬유근육통|
탈모증| 무좀| 하지불안증후군| 대상포진| 알레르기
안과 및 이비인후과 질환 눈물| 비염| 난청| 축농증|
백내장| 노안| 안구건조증
비뇨기질환 과민성방광염| 요실금| 요로결석| 전립선비대증

| 건 강 1 0 0 세 , 장 수 1 0 0 세 |

연하곤란

가슴 답답하고
음식 삼키기 힘들어

최근 병원을 찾는 환자들 가운데 음식물을 삼키기 힘들다고
호소하는 이들이 늘어나고 있다.
보통 사람들은 하루 세끼 식사는 물론, 수많은 음식물과 침 등을 삼키게 된다.
그런데 음식물을 삼키는 데 불편함을 느끼는 현상인 연하곤란은
입에서부터 목(인후두), 식도를 통해 위까지 음식물이 통과하는 데
장애를 느끼는 것으로 치아 이상 · 감기 · 경련 · 신경장애 · 식도염 · 암 등
다양한 질환들에 의해 나타난다.

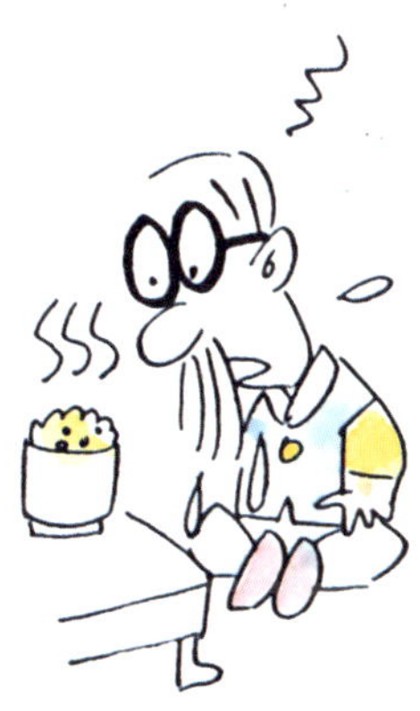

최근 병원을 찾는 환자들 가운데 음식물을 삼키기 힘들다고 호소하는 이들이 늘어나고 있다. 보통 사람들은 하루 세 끼 식사는 물론, 수많은 음식물과 침 등을 삼키게 된다. 그런데 음식물을 삼키는 데 불편함을 느끼는 현상인 연하곤란은 입에서부터 목(인후두), 식도를 통해 위까지 음식물이 통과하는 데 장애를 느끼는 것으로 치아 이상·감기·경련·신경장애·식도염·암 등 다양한 질환들에 의해 나타난다. 연하곤란은 모든 연령층에서 나타날 수 있는데, 특히 고령층에서 흔히 나타난다. 한결같이 '음식물을 삼키기가 어렵다' 는 증상을 호소하는 이런 환자들의 얘기를 들어보면 입 안에 음식물을 넣는 데 어려움을 느끼는 경우에서부터 음식물을 목으로 넘기기가 어려운 경우, 가슴에 걸리는 느낌(가슴 답답함), 가슴 통증 등 다양한 장애를 겪는다.

증상 침을 흘린다거나 식사 중에 음식물이 목에 붙는 느낌, 가슴의 불쾌감 같은 증상은 특히 위식도 역류가 일어날 때 흔히 나타난다. 목 부위에 이물질이 걸려 있는 것 같은 느낌과 연하에 따른 장애로 체중감소·영양부족 및 기침 등을 일으킨다.

연하곤란은 원인에 따라 다르게 나타나기 때문에 식도의 기능적(운동성) 장애일 경우 액체나 고형식 모두 삼키기 어렵고, 기계적 연하곤란의 경우 처음에는 물과 같은 액체는 잘 마시지만 딱딱한 음식은 삼키기 어렵다가 병이 진행되면서 점차 액체 상태의 음식도 삼키기가 어려워지게 된다.

또한 음식을 삼키기 어려워 사레들리거나, 가슴이 타들어가는 듯한 통증 등이 나타나기도 한다.

원인 연하곤란은 치아의 이상이나 감기와 같은 단순한 원인에서부터 경련·진행성 신경장애·성대마비·구강 내 암·수술 등 다양한 원인에 의해 나타난다. 가장 흔한 원인은 위식도 역류로, 위산이 식도로 역류해 발생한다. 만약 단시일 안에 증상이 좋아지지 않으면 반드시 병원을 찾아야 한다.

의학적으로 연하곤란은 목 입구 부위에서 음식물을 삼키기가 어려운 구강인두성 연하곤란과 음식물을 삼킨 후 식도에서 걸리는 식도성 연하곤란 두 종류가 있다.

구강인두성 연하곤란은 음식물을 삼키기가 어려우면서 사레들리거나 침을 흘리는 등의 증상을 보이기도 한다. 이럴 경우 치아 이상 등 치과 질환이나 구내염·구강암·성대마비 등 이비인후과, 또는 뇌손상·뇌종양·파킨슨병 같은 신경과적인 증상 여부를 살펴보는 것이 좋다.

식도성 연하곤란은 식도 부위가 종양이나 다른 원인에 의해서 좁아진 경우 발생하기도 한다.

진단 연하곤란이 지속적이고 원인이 명확하지 않을 때는 이비인후과 의사의 진찰이 반드시 필요하다. 환자의 자세한 증상과 함께 구강검사를 하며, 후두내시경으로 혀·구강·목·후두를 검사해 진단한다. 필요하면 위장관 전문의에 의한 식도나 위·소장의 검사와 함께 뇌에서부터 목 부위의 방사선학적 검사도 하고 있다.

치료 현재 약물치료, 위치조절요법 및 연하조작 치료, 수술 등의 세가지 방법을 사용하고 있다. 종종 생활습관을 바꾸는 것이 효과가 있는데 음식을 자주, 소량씩 먹거나 술과 커피를 삼가고, 체중과 스트레스를 줄이며, 취침 시 머리를 높이고 자는 등의 방법으로 자연히 치료되기도 한다. 그러나 대부분의 환자는 약물로 치료하며, 근이완제나 제산제 등을 주로 사용하고 있다.

특히 연하의 단계를 조절하는 것으로 음식물을 입 속에 잠시 물고 있거나 머리의 위치를 삼키기 쉽게 하는 것도 도움이 된다. 그리고 위장관에 좁아진 부위가 있을 때는 확장수술을 시행하기도 한다. 최근에는 양성자 펌프 억제제로 빨리 증상이 좋아지게 할 수 있다. 그러나 복용을 중단할 경우 재발이 많으므로 증상에 따라서 수시로 복용해야 하는 경우가 많다.

식도암의 경우는 수술·항암 화학요법·방사선 요법을 통해 치료하고, 암이 진행돼 완치를 기대하기 어려운 경우 음식 섭취가 불가능하면 내시경으로 좁아진 부위에 스텐트를 삽입해 넓혀 줌으로써 음식을 먹을 수 있게 하고 있다.

이 밖에 특별한 원인이 없는데도 음식물을 삼키기 어려운 증상이 계속되거나 진행되는 경우 반드시 병원을 찾아야 한다. 일반적으로 초기에 진단되면 완치 가능성이 높다.

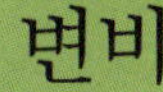

변비

수분·섬유질 부족 원인
매일 규칙적 운동을

변비는 보통 배변 횟수가 적고 힘들게 변을 보거나
불충분한 배변 느낌을 갖는 것을 의미한다. 의학적으로는 배변 횟수가
1주일에 2회 이하, 대변의 무게가 하루 35g 이하, 전체 배변 횟수 중 25% 이상에서
과도한 힘이 필요하고 딱딱하고 굵은 변이 나오며, 불충분한 배변 느낌이 드는 경우 등
5가지 사항 중 2가지 이상이 3개월 이상 지속되는 경우를 말한다.

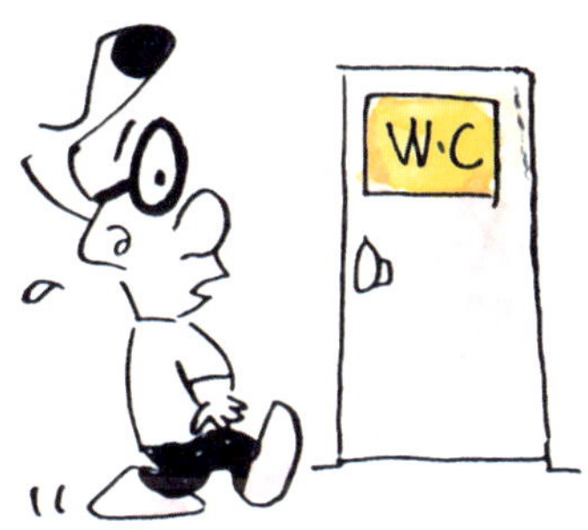

건강을 유지하기 위해서는 잘 먹는 것 못지않게 잘 내보내는 것이 중요하다. 문제는 우리나라 사람들은 잘 내보내는 것에 대해 그다지 중요하게 생각하지 않아 나중에 더 큰 화를 불러온다는 점이다. 최근 한 조사에 따르면 한국인의 17%가 변비로 고통받고 있으나 병원에서 전문적인 치료를 받는 사람은 3명 중 1명에 불과하다. 한 학술대회 발표에 의하면 한국인 2,000명을 대상으로 조사한 결과 변비로 어려움을 겪는 사람들이 많지만 변비 환자의 4분의 1가량은 아무런 조치를 취하지 않는다는 지적이 나왔다. 실제로 우리나라 변비 환자의 16%만이 전문적인 치료를 받고 있다는 것이 이를 말해준다. 반면 변비 환자의 67%는 생활방식을 바꾸거나 집에서 대체요법을 사용하고 있는 것으로 알려지고 있다.

변비란 변비는 보통 배변 횟수가 적고 힘들게 변을 보거나 불충분한 배변 느낌을 갖는 것을 의미한다. 의학적으로는 배변 횟수가 1주일에 2회 이하, 대변의 무게가 하루 35g 이하 전체 배변 횟수 중 25% 이상에서 과도한 힘이 필요하고 딱딱하고 굵은 변이 나오며, 불충분한 배변 느낌이 드는 경우 등 5가지 사항 중 2가지 이상이 3개월 이상 지속되는 경우를 말한다.

원인 우리나라 사람들은 김치 · 된장 등 유산균 음식과 섬유질 음식을 많이 섭취하기 때문에 변비에 잘 걸리지 않을 것으로 생각하고 있다. 하지만 음식 외에 생활 요인들로 인해 변비에 많이 걸리는데, 스트레스에 의한 변비가 대표적인 사례다. 대부분은 수분섭취가 적거나 식물성 섬유질이 부족하기 때문에 생긴다. 또한 대장 · 항문에 기질적인 병이 있거나 전신 질환이 있을 때도 많이 발생한다. 간혹 변비를 일으킬 수 있는 약을 복용하고 있는 것이 원인으로 작용하기도 한다. 이럴 경우 병원에서 여러 가지 검사를 해도 특별한 이상을 발견할 수 없는 경우가 많다.

종류 변비는 크게 여성변비와 소아변비 · 노인변비로 나눌 수 있다. 여성변비는 체력이 약하고 신체활동이 많지 않을 때, 그리고 복근력이 떨어져 배변 시 변을 내보내는 대장의 활동이 좋지 않아서 발생한다. 또 임신과 분만 후에 장 운동을 억제하는 호르몬의 증가와 커진 자궁에 의한 대장의 압박으로 발생하기도 한다. 임산부들에게 변비가 많은 이유가 바로 여기에 있다. 생리주기에 따른 호르몬의 영향, 적은 식사량, 무리한 다이어트로 인하여 발생하기도 한다. 가장 문제가 되는 것은 노인변비. 나이가 들면 앉아서 활동하는 시간이 늘고 신체 활동량이 줄어들면서 전반적인 신체 및 장기의 기능이 떨어져 장의 활동이 약해져 발생한다. 특히 노인은 식이섬유의 섭취 감소로 인한 변비가 많다. 또 대장질환이나 악화된 치질 등의 항문질환, 신경 및 약물섭취 등 각종 원인으로 인해 노인변비가 증가하고 있다.

진단 혈액·대변검사나 대장촬영·내시경 검사를 통해 대장암이나 다른 전신질환이 있는지 확인해야 한다. 이들 검사에 이상이 없을 때 만성 특발성 변비증이라고 진단한다. 치료 방침을 결정하기 위해서는 대장 항문 기능검사 등 특수 검사가 필요하다. 만성 특발성 변비증은 대장이나 직장·항문의 기능에 이상이 있는 것으로 이는 다시 전체적으로 장 기능이 떨어져 있는 대장 무력증과 대변보는 습관이 잘못된 배변 장애로 나누어지고, 치료 방법은 각각 다르다.

치료 변비는 치료하는 것이 아니라 관리하는 것이라는 말이 있다. 만성 변비의 경우 섬유질 및 수분 섭취를 늘리고, 적당한 운동으로 해결될 수 있다. 매일 아침 식사 후 변이 나오든 안 나오든 규칙적으로 화장실에 가는 것이 도움이 될 수 있다. 그러나 변이 안 나온다고 억지로 힘을 계속 주는 것은 배변 습관을 그르쳐 오히려 해로울 수 있다.

정신적인 안정도 중요한데 무엇보다 매일 대변을 봐야만 한다는 강박 관념은 떨쳐내야 한다. 변비에 대한 스트레스를 받을수록 증상은 더욱 악화되기 때문이다. 식생활 개선으로 변비가 좋아지지 않을 경우 의사의 처방에 따른 약물 치료가 필요하다. 대장 무력증은 꾸준하게 약물 치료를 받아야 하나 효과가 없으면 최후의 수단으로 대장을 잘라내는 수술을 고려해야 한다.

또한 항문직장내압검사나 근전도를 이용, 배변 시 환자가 직접 골반저 근육의 움직임의 변화를 관찰하면서 적절한 골반저 근육의 이완을 스스로 유도해 변비를 치료하는 방법도 있다. 최근 이러한 방법으로 80~90%의 환자가 성공적으로 치료를 했다는 보고서가 있다. 내과적 치료에 실패하면 일부 환자의 경우 수술적 치료를 하는데, 만성 특발성 변비환자의 8~10%가 수술적 치료를 받고 있다.

위염

소화가 잘 안되네
가끔씩 통증까지

40세인 김모씨는 최근 들어 식사 후 소화가 잘 안되고
명치 부분에 통증을 느끼는가 하면,
간혹 구역질과 속쓰림 등의 증상도 있어 동네 의원을 찾았다.
담당의사는 그의 중세를 듣고 복부 진찰과 위 엑스레이 검사를 시행한 후
"궤양이나 종양과 같은 특별한 이상은 없으며,
다만 위염이 있다" 면서 약을 복용하도록 했다.

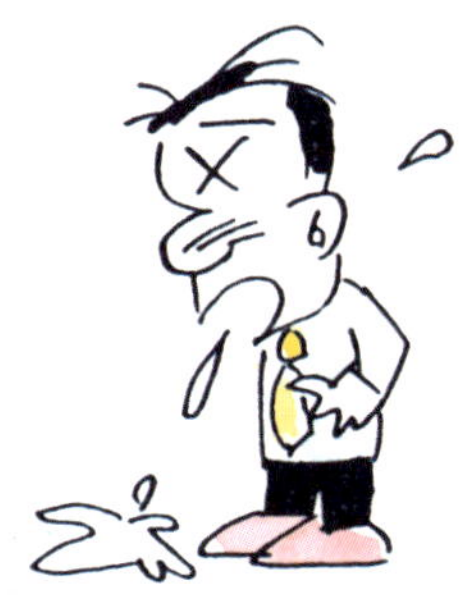

40세인 김모씨는 최근 들어 식사 후 소화가 잘 안되고 명치 부분에 통증을 느끼는가 하면, 간혹 구역질과 속쓰림 등의 증상도 있어 동네 의원을 찾았다. 담당의사는 그의 증세를 듣고 복부 진찰과 위 엑스레이 검사를 시행한 후 "궤양이나 종양과 같은 특별한 이상은 없으며, 다만 위염이 있다"면서 약을 복용하도록 했다.

그러나 약을 복용한 후 김씨의 증세는 좋아졌지만 다시 재발하여 큰 병원에서 각종 검사를 받은 결과 진찰 소견은 동네 의원과 비슷했다. 다만 위 내시경 검사에서 위 점막을 송곳으로 긁어놓은 것 같은 염증과 점막이 얇아 보이는 만성위염 증상이 있어 몇가지 약물 복용과 함께 식사 조절, 운동을 해야 한다는 말을 들었다.

실제로 소화기내과를 찾아오는 환자 가운데 김씨처럼 특별한 이상은 발견되지 않지만 염증으로 인해 불편을 느끼거나 위암에 대한 불안감을 갖는 환자들이 많다. 위염은 크게 급성위염과 만성위염이 있다.

급성위염 위벽 특히 위점막에서 갑자기 일어나는 급성염증이다. 만성위염과는 달리 그 발생원인을 확실하게 판단할 수 있으며, 이에 따라 외인성위염과 내인성위염으로 나눌 수 있다. 단순위염으로 불리는 급성 외인성위염은 차고 뜨거운 음식, 짜거나 매운 향신료(고추·후추 등)를 많이 먹거나 커피·술 등을 많이 먹으면 발생한다. 위스키·소주 등 강한 술은 위점막을 파괴하고, 특히 술에 약한 사람은 무리하게 술을 마시면 자주 급성위염에 걸린다. 이 밖에 약의 부작용에 의해 발생하기도 하는데, 위점막의 저항성이 약한 사람에게 잘 생긴다. 급성 내인성위염은 생선·돼지고기 등을 먹은 후 알레르기 반응 또는 위의 주변에 있는 다른 부위에서 생긴 세균 감염이 혈관을 통해 옮겨져 발생하기도 한다.

만성위염 증상은 보통 식사 후 상복부에 통증이나 무겁게 눌리는 듯한 기분을 느낄 수 있으며, 메스껍고 가슴이 답답하여 소화기 궤양과 비슷한 증상을 보인다. 특히 과식한 다음에 상복부 불쾌감이나 복통, 식사 후 바로 배가 부르고, 압박감이 있다. 많은 경우에서 체중 감소를 일으킨다. 또 입맛이 떨어지고 메스꺼움·구토·전신 권태감·설사 등이 자주 반복된다. 또한 염증의 분포 양상에 따라 A형과 B형으로 나뉘는데, 이에 따른 진단과 치료 또한 달라진다. 위의 위쪽 반에 발생하는 A형 위염은 B형에 비해 발생 빈도가 낮으며, 경우에 따라서는 비타민 B 흡수장애를 일으켜 악성 빈혈을 일으키는 경우도 있다. B형 위염은 위의 아래쪽 반에 고르게 염증이 퍼져 있고, A형 위염에 비해 훨씬 흔하게 발생하며, 나이가 듦에 따라 그 발생빈도가 높아지는 것이 특징이다.

특히 B형 위염은 헬리코박터 파이로리(Helicobacter pylori)라는 세균에 의한 감염과 연관이 있는 것으로 알려져 있다. 헬리코박터 파이로리에 의해 위염이 생기면 이를 제거하지 않는 한 세균이 대부분 평생 동안 위점막에 존재하여 염증을 일으켜 만성위염을 유발하게 된다. 또한 이것에 의한 감염은 만성위염뿐만 아니라 십이지장궤양, 위궤양 및 위암 등과 같은 소화기질환 유발과 연관성이 매우 높은 것으로 알려져 있어 주의해야 한다.

치료 급성위염은 식사를 한 후 몇시간 뒤에 윗배가 몹시 아프고 메스꺼움을 느끼거나 토하고 설사증상이 나타나는데 일반적으로 2~3일이면 치료가 된다. 일반적으로 하루 정도 식사를 크게 줄이고 물이나 엽차·보리차 또는 숭늉을 마시면 심하지 않은 위염은 증상이 없어진다. 증상이 사라지면 죽이나 빵 등을 조금씩 먹되 술이나 카레 같은 자극성 음식물은 먹으면 절대 안된다. 통증이 심하고 구토 증세가 2일 이상 지속되면 병원을 찾아야 하며, 1주일 이상 계속되면 급성위염 이외에 다른 증상을 의심해야 한다. 특히 맹장염은 처음 증상이 급성위염과 비슷하므로 조심해야 한다. 규칙적인 식생활과 과음, 과식, 자극성 있는 음식은 피해야 한다. 급성위염은 급한 치료를 해야 하는 다른 응급질환과 비슷하기 때문에 조금이라도 이상이 있으면 빨리 병원에서 의사의 진찰을 받아야 한다.

헬리코박터 파이로리의 감염 여부는 내시경을 하면서 조직 검사를 하거나 혈액 검사 등을 통해 진단할 수 있다. 치료를 위해 1주일 내지 2주일 동안 항생제와 제산제를 함께 투여하는데, 이러한 방법을 사용한 경우 90% 이상에서 세균이 제거된다. 특히 십이지장궤양이나 위궤양 시 헬리코박터 파이로리를 제거하면 궤양의 재발이 현저히 감소하므로 세균을 제거하는 것이 매우 중요하다. 그러나 헬리코박터 파이로리 감염 시 일부분에서만 소화기질환을 일으키므로 만성위염이 있는 경우 위암을 예방하기 위해 세균 치료를 꼭 할 필요는 없다.

만성위염과 복통·소화불량·속쓰림 등의 증상과는 별로 관련이 없는 경우가 많으므로 굳이 이 병을 없애려고 노력할 필요는 없다. 일례로 B형 만성위염의 경우 헬리코박터 파이로리를 제거하면 조직 검사상 위염의 정도는 호전되지만 소화불량·위통이나 속쓰림 등의 증상은 그대로인 경우가 많다. 따라서 만성위염에 악성빈혈이 동반되는 경우에 한해 비타민 B로 치료하며, 증상에 따라 제산제나 위장 운동을 증가시키는 약제를 사용하기도 한다.

그러나 약 몇봉지로 이러한 증상을 뿌리 뽑을 생각을 하는 것보다는 제때 시간을 맞춰 일정한 양의 식사를 하는 규칙적인 식사 습관을 가지는 것이 위염의 예방과 치료에 더 중요하다. 취침 직전에 음식을 섭취하면 위장에 부담을 주게 되어 여러 증상들이 호전되지 않으므로 주의하는 한편 규칙적인 운동을 하도록 한다. 식이 요법으로 지나치게 맵거나 짠 음식보다는 자극성이 덜한 음식을 추천하지만 이는 개인의 특성에 따라 다를 수 있다. 즉 특정 음식을 섭취해 봐서 스스로가 별다른 불편함이 없다면 그 음식을 금지할 이유는 없다. 정신적인 불안정도 소화불량·속쓰림이나 구토 증세와 같은 증상 발생에 중요한 역할을 하므로 적절한 휴식을 취하는 것도 중요하다.

치매

대소변 못 가리고
가족도 몰라보네

최근 한 여론조사기관이 조사한 결과
우리나라 노인들이 가장 두려워하는 질병은 치매가 35.4%로 단연 가장 높았고,
이어 뇌졸중(26.5%), 암(24.9%), 당뇨병(5.5%) 등의 순으로
조사됐을 정도로 치매는 이제 중년 이후의 우리 삶을
위협하는 가장 무서운 적이 됐다.

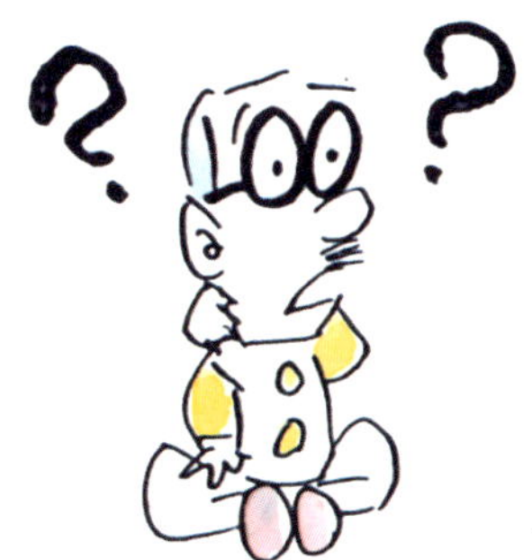

최근 한 여론조사기관이 조사한 결과 우리나라 노인들이 가장 두려워하는 질병은 치매가 35.4%로 단연 가장 높았고, 이어 뇌졸중(26.5%), 암(24.9%), 당뇨병(5.5%) 등의 순으로 조사됐을 정도로 치매는 이제 중년 이후의 우리 삶을 위협하는 가장 무서운 적이 됐다.

우리가 일상생활을 하다 보면 사소한 일들을 깜빡 잊어버리는 경우가 자주 있는데, 이처럼 나이가 들면서 잊어버리는 일들이 더욱 많아지면 일반적으로 이를 치매라고 부르나 이런 경우는 건망증이지 치매는 아니다. 어느 순간 가족도 못 알아보고 어린애처럼 생떼를 쓰며, 먹을 것에 집착하고 대소변도 못 가리게 되는 것을 치매라고 부른다.

의학적으로는 나이가 들면 기억력이 감퇴하고 심한 건망증으로 고생하게 되는 것은 자연스런 노화현상이며, 기억장애가 있으면서 동시에 언어장애, 방향감각 상실, 계산력 저하, 성격 및 감정의 변화 등을 한가지 이상 동반할 경우 치매라고 한다.

원인과 종류 치매는 뇌세포가 파괴되는 알츠하이머성 치매와 뇌혈관이 여러 군데 막혀 발생하는 혈관성 치매로 분류한다. 우리나라는 이 두가지가 거의 절반씩 발생한다. 그러나 최근 혈관성 치매의 경우 원인이 되는 뇌졸중에 대한 홍보와 교육, 예방약 등으로 점차 줄고 있는 데 반해 알츠하이머성 치매는 늘고 있다. 문제는 혈관성 치매는 그래도 예방이 가능하지만 알츠하이머성 치매는 현대 의학으로는 치료가 거의 불가능한 병이라는 데 있다.

증상 알츠하이머성 치매는 초기에 기억력만 약간씩 문제가 될 뿐 운동능력이나 성격에는 거의 변화가 없다. 그러나 뇌졸중의 원인이 되는 혈관성 치매는 기억력에 문제가 생기며, 동작이 둔해지고 성격이 변하는 특징이 있다. 특히 기억력 장애와 함께 승용차 뒷좌석에 앉을 때 동작이 굼뜨거나 걸을 때 종종걸음으로 걷는다면 혈관성 치매를 의심해야 한다. 또 얼굴 표정이 없어지고 말수가 적어지거나 게

을러질 때, 그리고 계획성이 없고 판단력도 흐려지면서 화를 잘 내고, 음식을 먹을 때 사레가 들리고 말도 어눌해지면 혈관성 치매를 의심해야 한다.

이 같은 초기 증상을 지나 중기 이후에는 금방 일어났던 일이나 사람의 이름을 기억하지 못하고, 전화받기가 어려워지며, 집을 찾지 못하거나 다른 사람을 헐뜯고 의심하는 등 알츠하이머성이나 혈관성 치매가 거의 비슷한 증상을 보인다.

말기에 이르면 초조·흥분·망상 등의 행동을 일으키며, 식구를 못 알아보거나 대소변을 가리지 못하고 사람들 앞에서 이상한 행동을 하고, 음식을 제대로 삼키지 못하거나 침대에 누워 생활하는 경우가 많아지게 된다.

예방 알츠하이머병에는 뾰족한 예방법이 없는 데 비해 혈관성 치매는 중년부터 꾸준히 노력하면 얼마든지 예방이 가능하다. 혈관성 치매에 걸리더라도 초기에 발견하면 더 이상의 진행을 막을 수 있고 상태도 좋아진다.

혈관성 치매는 혈관벽이 두꺼워지고, 혈관벽 안쪽에 피딱지가 앉게 되어 결국 혈관이 좁아지거나 막히게 되면 산소와 영양분의 공급이 차단되고 뇌세포가 죽는다. 이러한 과정이 반복되면 혈관성 치매에 걸리게 된다. 혈관이 막히면 한쪽 팔·다리에 힘이 없거나 발음이 나빠지고, 얼굴이 비뚤어지면서 언어장애 등이 나타나게 된다. 이러한 증상은 오랫동안 혈관 안쪽에 동맥경화가 진행돼 우리 몸이 견디다 못해 나타나는 증상이다.

고혈압·당뇨병·고지혈증·심장병·흡연·비만·운동부족 등과 같은 위험요소를 가지고 있을 때 혈관이 지저분해지므로 주의해야 한다. 따라서 성인병이 시작되는 40대부터 혈압이 높은지, 당뇨병이 있는지, 혈액검사에서 콜레스테롤 수치가 높은지를 점검함은 물론 담배를 끊고, 규칙적으로 운동을 해야 한다. 이런 위험요소를 가진 사람은 정기검진으로 미리 예방하도록 한다.

뇌운동이 필요하다 알츠하이머성 치매를 완벽하게 치료할 수 있는 방법은 없지만 병의 증상을 완화시킨다거나 진행을 늦추는 약을 복용하는 길이 최선으로 알려지고 있다. 따라서 조기에 발견하면 병의 진행 정도를 최대한 늦추면서 삶의 질을 상당 기간 유지할 수 있다. 현재 알츠하이머병은 보통 65세 이상의 노인에서 주로 발생하고, 65세 이상 노인 10명 중 0.5명 내지 1명꼴이다. 85세 이상이면 10명 중 4명이 걸릴 수 있는 심각한 질병이다. 알츠하이머병의 위험요소는 고령·여성·가족력 등이다. 불행하게도 이와 같은 위험요소는 피할 수가 없다. 한마디로 예방법이 마땅치 않다. 다만 연구 결과 학력이 높거나 지적 수준을 많이 요구하는 직업을 가진 사람들이 알츠하이머병에 덜 걸리는 것으로 되어 있다. 적극적으로 사고하고, 나이가 들어서도 컴퓨터를 배우거나 외국어를 배우는 등의 생활이 최선이다. 최근 연구에 의하면 여성의 경우 폐경기 이후에 여성호르몬을 투여받은 여성이 알츠하이머병에 걸릴 확률이 반으로 감소하는 것으로 나왔다.

섬망

치명적 질환 예고
소홀히 지나치면 큰코

섬망은 입원치료를 받은 70세 이상 노인 환자의 30%에서
나타날 정도로 흔한 질환이지만, 소홀히 지나치는 경향이 있다.
섬망은 치명적인 질환이 발생할 것임을 미리 예고하는 질환이다.
평소에 건강하던 사람이 갑자기 흥분하거나 심장박동이 빨라지기도 한다.
또 식은땀을 흘리며 동공이 확장되는가 하면 벌벌 떨며
환각상태에 빠지는 경우도 있는데, 모두 섬망의 증상이다.

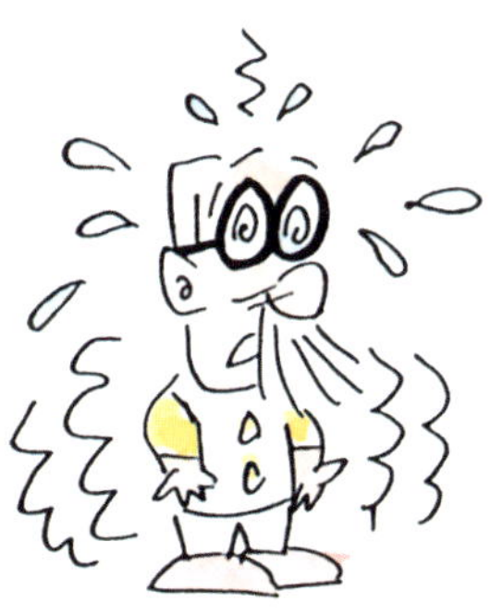

섬망은 입원치료를 받은 70세 이상 노인 환자의 30%에서 나타날 정도로 흔한 질환이지만, 소홀히 지나치는 경향이 있다. 섬망은 치명적인 질환이 발생할 것임을 미리 예고하는 질환이다. 평소에 건강하던 사람이 갑자기 흥분하거나 심장박동이 빨라지기도 한다. 또 식은땀을 흘리며 동공이 확장되는가 하면 벌벌 떨며 환각상태에 빠지는 경우도 있는데, 모두 섬망의 증상이다. 섬망은 치매와 혼동하기 쉽지만 치매와는 확연히 다른 신경정신과적인 질환이다. 문제는 섬망을 경험한 환자의 2명 가운데 1명 정도가 1년 안에 사망하는 것으로 알려지고 있을 만큼 치사율이 높다는 것이다.

원인 섬망은 단일 질환이 아니라 여러 가지 원인 질환에서 공통적으로 나타날 수 있다. 현재 가장 많이 나타나는 원인 질환으로는 감염이나 열병, 저산소증, 저혈당증, 약물 중독, 약물 금단 현상 등 대사장애와 뇌종양, 뇌졸중, 외상성 뇌손상, 발작 후 상태 등과 같은 중추신경계의 이상으로 발생한다. 특히 섬망은 연령에 따라 차이를 보이는데, 어린이의 경우 감염과 발열, 약물 중독, 외상으로 나타난다. 또 청소년은 정신활성물질 중독과 금단, 외상, 감염으로 나타나고 청·장년층은 알코올 중독과 금단, 대사성 질환, 심혈관 질환으로 나타난다. 노인들은 주로 뇌혈관질환이나 심혈관질환으로 발생한다.

증상 섬망 환자는 사고나 행동의 흐름을 연속적으로 유지할 수 없다. 정상인도 일시적으로 혼란에 빠지는 시기가 있지만, 섬망 환자는 비정상 상태가 수시간 또는 그보다 더 오랫동안 지속된다. 또 혼란이 계속되면서 동시에 흥분하고, 심장박동이 빨라진다. 한마디로 주의력이 현저하게 떨어지고, 의식장애와 지각장애, 급격한 발병과 증상이 반복해서 나타난다. 일부에서는 이런 증상과 함께 정신운동장애와 수면장애, 정서장애도 함께 일으킨다.

진단 섬망은 치매와는 증상이 시작되는 속도와 의식 수준에서 결정적인 차이가 있다. 분명한 것은 섬망은 응급조치를 필요로 할 만큼 생명을 위협한다는 점이다.

즉 발병이 급격하게 일어나고 증상에 기복이 있다. 하지만 회복이 가능하다는 점에서 치매와는 확실하게 구별된다. 단지 병원에서 치매와 섬망을 구별하기가 쉽지 않고, 특히 치매 환자가 섬망을 동반할 경우에는 진단이 더욱 어렵다. 현재 일반 혈액검사를 비롯한 요검사, 흉부 엑스레이 검사, 뇌 CT촬영, MRI촬영, 심전도, 뇌척수액검사, 혈액가스검사, 뇌파검사 등을 실시한 후 종합적인 판정을 한다.

치료 섬망은 단일 질환이 아니라 여러 질환을 함께 앓고 있는 사람에게서 발병하기 쉽기 때문에 원인이 되는 질환을 먼저 치료해야 한다. 환자의 상태가 심할 경우 신경 안정제를 처방하기도 한다. 수액과 전해질의 균형, 적절한 영양 및 비타민 공급이 많은 도움이 된다. 간단한 반복 설명을 통해 환자를 안심시키는 등 환자의 건강과 안전을 유지시킬 수 있는 조치와 함께 1대 1 간호 및 관찰이 필요하다. 섬망 환자는 약물 부작용에 매우 민감하기 때문에 불필요한 약물, 특히 진정제나 수면제는 사용을 중단해야 한다.

이와 함께 규칙적으로 조명을 바꿔주고, 적절한 자극과 시력·청력을 유지시켜 줄 수 있도록 도와줘야 한다. 특히 불필요한 외부 자극은 최소화하고, 강한 불빛이나 그림자·소음 등은 환자를 놀라게 하거나 혼란스럽게 만들 수 있으므로 섬망 환자의 방은 조용해야 한다.

섬망 환자에 대한 면담도 중요하다. 환자의 입장에서는 인지기능 저하로 인해 당연히 낯설고 불안해 한다. 또한 판단력·지각 등이 왜곡돼 초조·의심 등의 증상을 보이기 때문에 환자의 심리상태를 이해하면서 공감적으로 질문하고, 지지와 격려를 해주어야 한다. 가족들은 환자의 정신상태 회복에 도움이 되도록 안내하고 격려하며 안정시키는 것이 중요하다.

어지럼증

어질어질~ 비틀비틀~
이게 병일 수도…

직장생활을 하고 있는 박모씨(50)는 어느 날 갑자기
눕거나 고개를 돌리면 천장이 빙글빙글 도는 어지럼증으로 정상적인 생활이 힘들어
병원을 찾았다고 했다. 평소 심혈관질환으로 약을 복용하고 있는 이모씨(55)는
운동을 하던 중 갑자기 주위가 빙빙 도는 듯한 심한 어지럼증이 생겨 응급실을 찾았고,
검사 결과 뇌경색 증상으로 판명났다.

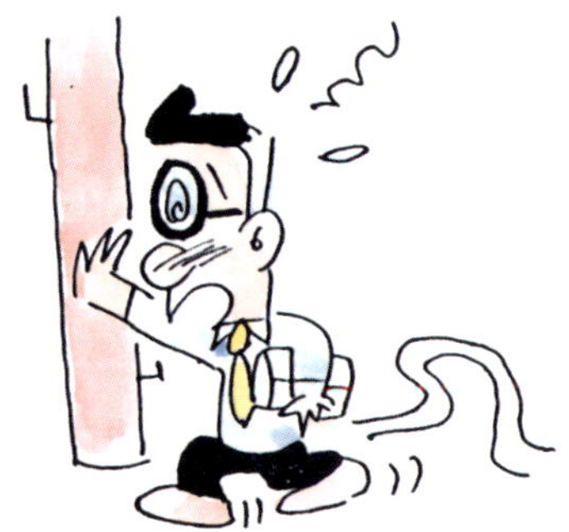

직장생활을 하고 있는 박모씨(50)는 어느 날 갑자기 눕거나 고개를 돌리면 천장이 빙글빙글 도는 어지럼증으로 정상적인 생활이 힘들어 병원을 찾았다고 했다. 평소 심혈관질환으로 약을 복용하고 있는 이모씨(55)는 운동을 하던 중 갑자기 주위가 빙빙 도는 듯한 심한 어지럼증이 생겨 응급실을 찾았고, 검사 결과 뇌경색 증상으로 판명났다.

위의 사례처럼 어지럼증은 가장 흔하게 호소하는 질환 중 하나다. 어지럼증으로 병원을 찾는 사람들은 의사에게 '머리에 이상이 있는 것 같다'며 MRI 등 특수 촬영을 원하는 경우가 많다. 그러나 MRI 촬영을 해도 이상 소견을 보이지 않는 등 특별한 문제가 없는 것으로 판명되는 것이 대부분이다. 이런 환자 10명 중 2명꼴로 뇌졸중 증상이 발견되므로 다양한 검사를 받아 볼 필요가 있다.

높은 고층건물 위에서 아래를 보거나 빙빙 도는 놀이기구를 탈 때 느끼는 어지럼증은 정상적인 상황에서 느낄 수 있는 것으로 걱정하지 않아도 된다. 그러나 앉아 있을 때나 길을 걸어갈 때, 잠자리에서 자고 일어날 때 갑자기 어지럽거나 속이 울렁거리고, 움직일 수 없을 때는 병원을 찾아야 한다.

중추신경계 점검해야 사람이 균형감을 갖기 위해서는 시각·위치감각뿐만 아니라 귀의 안쪽, 즉 내이(內耳)에 몸의 균형을 담당하는 기관(말초전정계)과 이와 연관된 중추신경계의 기능이 정상이어야 한다. 그러나 말초전정계나 중추신경계에 병이 생기면 주위가 빙빙 돈다거나 자신이 도는 느낌, 배를 탄 것처럼 몸이 흔들리는 느낌, 서있거나 걸어갈 때 균형을 잡기 어려운 증상을 보인다.

눈을 뜨고 있거나 머리 또는 몸을 움직일 때 어지럼증이 더욱 심해지고, 속이 메스껍거나 토하게 된다. '빈혈이 있다'고 표현되는 현기증은 누웠다가 일어나면 눈앞이 캄캄해지면서 식은땀이 나는 경우를 말한다. 이는 뇌혈류가 전반적으로 감소되는 실신과 같은 기전으로 나타나는데, 빈혈·기립성 저혈압·심장질환 등이 원인이다.

중년 이후 어지러우면 뇌혈관질환 의심 대개 말초전정계 질환은 한쪽 귀의 청력이 감퇴하거나 귀가 꽉 찬 느낌, 이명 등의 증상이 함께 나타나는데 1~2주 안에 호전된다. 흔한 원인으로는 전정신경염, 메니에르씨병, 머리 위치를 바꿀 때만 발작적으로 나타나는 양성 어지럼증 등이 있다. 양성 어지럼증은 물리치료를 하면 도움이 된다.

중추신경계에 이상이 오면 어지럼증과 함께 물체가 둘로 보이거나 말이 어눌해지며, 음식을 삼킬 때 사레에 걸리고, 의식이 나빠질 수 있다. 중년 이후 이런 증상이 있고 고혈압·당뇨병·고지혈증 등 뇌졸중 위험인자들을 가지고 있으면 뇌혈관 질환을 의심해볼 수 있다.

병적 어지럼증 공간감각을 잘못 인식하게 된다. 공간감각은 육감(시각·청각·후각·미각·평형감각) 중 평형감각·시각·체성감각이 중추신경계에서 통합되어 인지된다. 이러한 통합과정과 인지과정의 문제로 인해서 어지럼증이 생긴다. 정상적으로 느끼는 어지럼증은 시각을 통한 과도한 자극으로 공간감각을 평소와 같이 인지할 수 없어서 발생한다. 병적인 원인에 의한 어지럼증은 빈혈 때문이라고 쉽게 생각하거나 원인에 대한 확인 없이 약이나 한약을 임의로 먹어 오히려 병을 키울 수 있으므로 주의가 필요하다.

진단 및 치료 어지럼증으로 병원을 찾는 환자의 30% 정도는 검사 결과상에는 정상으로 나와 특별한 진단을 내리지 못한다. 이러한 불특정한 현기증은 대개 나쁜 병으로 진행하지 않으므로 필요할 경우 대증적 약제를 사용하며 경과를 관찰하게 된다.

어지럼증을 갑자기 느낄 경우 당황할 수 있으나 초기에 원인을 정확히 진단한 후 적절한 치료와 운동을 하면 극복할 수 있다. 보통 신경과·이비인후과·내과·정신과 전문의의 협의 아래 진찰 및 치료가 이뤄진다. 어지럼증은 다양한 원인에 의해 발생할 수 있으며 퇴행성 질환, 뇌종양, 다발성 경화증 등 드문 질환에서도 나타날 수 있으므로 정확하게 진단한 후 치료해야 한다.

가장 위험한 것이 뇌혈관질환으로 발생하는 경우다. 뇌졸중의 전 단계로 느끼는 어지럼증은 특히 조심해야 한다. 원인을 확인한 후 고혈압 · 당뇨병 · 흡연 등의 위험인자를 교정하고, 혈관이 더욱 나빠지지 않도록 예방해야 한다.

심혈관계의 문제는 심장 또는 혈관계의 문제로 뇌에 충분한 혈액을 공급하지 못해 머리의 위치를 심장보다 낮게 하려는 경고 신호라고 볼 수 있다.

어지럼증의 원인을 먼저 확인하고, 평형기관에 이상이 있으면 운동재활요법을, 뇌졸중의 경우에는 예방 약제를 써야 한다. 또 편두통은 두통의 치료로, 실신증은 자율신경의 과도한 반사를 억제할 수 있는 베타차단제와 같은 약제로 조절하면 된다. 뇌종양의 경우는 신경외과와 상의한 후 수술적 치료를 결정하게 된다.

어지럼증 증상은

- 공중에 붕 떠 있는 느낌이다.
- 술 취한 듯한 느낌이다.
- 멍한 느낌이다.
- 고정된 물체가 움직이는 것처럼 보인다.
- 중심을 잡지 못하고 쓰러질 것 같다.
- 힘이 전혀 없다.
- 빙글빙글 도는 느낌이다.

우울증

만사 귀찮고 피곤해
계절을 타나, 병인가?

자살의 가장 큰 원인은 우울증 때문인 것으로 조사됐는데,
우리나라의 자살률은 세계 1~2위를 다툴 만큼 심각한 수준이다.
우리나라의 자살률이 높은 이유는 뭘까.
의학자들은 정신질환인 우울증을 주된 원인으로 지목하고 있다.
우울증은 계절을 타기도 하는데,
특히 겨울을 전후로 많이 나타나는 것으로 분석되고 있다.

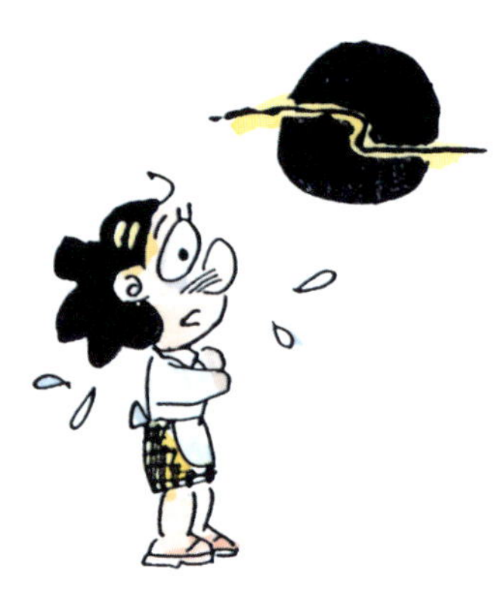

자살의 가장 큰 원인은 우울증 때문인 것으로 조사됐는데, 우리나라의 자살률은 세계 1~2위를 다툴 만큼 심각한 수준이다. 우리나라의 자살률이 높은 이유는 뭘까. 의학자들은 정신질환인 우울증을 주된 원인으로 지목하고 있다. 우울증은 계절을 타기도 하는데, 특히 겨울을 전후로 많이 나타나는 것으로 분석되고 있다. 대략 추석이 지나 찬바람이 불기 시작한 뒤부터 따뜻한 바람이 불기 시작하는 이른 봄까지 발생률이 높다는 것이다.

우울증이란 가족이나 친척, 친구나 주변 사람들 가운데 우울증으로 고생하는 사람을 자주 보게 된다. 우울증은 우리나라 성인 10명 중 1명은 일생 동안 한번 이상 경험할 정도로 흔한 질환이다. 그래서 스스로 우울증 환자라고 진단하고, 정신과를 찾아오는 경우도 있다.

우울증은 삶에 대해 점차 의욕과 흥미를 잃고 절망의 늪에서 헤어나지 못하게 되는 '정신질환'이다. 문제는 전문가가 아닌 보통 사람들이 잘못된 상식을 갖고 우울증으로 진단하고, 그런 것을 당연시하고 있다는 데 있다. 또 많은 환자들이 전문가의 도움을 받지 않은 채 우울증을 겪고 있으며, 이들 중 10~25%만이 병원을 찾고 있는 것으로 전해진다. 그러나 우울증을 그대로 둘 경우 사회생활을 원만히 할 수 없을 뿐 아니라 사람 만나는 것을 기피하게 되고, 극단적으로는 자살 같은 심각한 상황에 이르게 된다고 전문가들은 말한다.

증상 흔히 드러나는 증상은 절망감을 비롯한 외로움·걱정·죄책감 등이다. 특히 슬픔을 심하게 느낀다고 한다. 만족이나 즐거움을 느낄 수 없고, 감정의 반응이 무뎌지거나 아예 없어지는 무감동증을 보이기도 한다. 일반적으로 아침에 심하고, 저녁에는 좀 나아지는 경향을 보인다. 이와 함께 자신이 무능하고 열등하며, 언제나 적절하게 행동하지 못한다고 생각함으로써 일이 잘못되거나 실패할 경우 이를 모두 자기 책임으로 돌리기도 한다.

우울증 환자는 어떤 결정을 내리기 어려워하고, 무슨 활동이든지 시작하기를 힘들어한다. 쉽게 지치고 다른 사람들과 어울리는 것도 싫어한다. 또 매사에 흥미를 잃는 등 별다른 감동을 느낄 수 없는 상태를 보인다. 따라서 식욕이 없고 몸무게가 줄어들지만 우울증이 심하지 않을 때는 오히려 활동량이 줄어들어 살이 찌기도 한다. 이와 함께 만성피로를 느끼고, 아무런 이유 없이 온몸이 여기저기 아프기도 한다. 소화불량·만성두통·불면증 등의 증상을 호소하기도 한다.

진단 우울한 기분이나 일상생활에 흥미를 잃는 경우가 최소한 2주 이상 계속됐다면 우울증으로 진단한다. 다음과 같은 증상 가운데 4가지 이상이 해당되면 일단 의심하고 전문의와 상담하는 것이 좋다.

우선 체중이나 식욕이 감소하거나 증가한다. 불면증 또는 지나치게 잠만 잔다. 쉽게 피로를 느끼거나 의욕이 상실된다. 삶에 대해 무기력함을 느끼거나 지나친 죄책감에 시달린다. 사고력·기억력·집중력이 저하된다. 모든 일에 우유부단하다. 죽음에 대해 자주 생각하게 된다.

치료 우울증은 기분을 조절하는 뇌의 특정 부위에 신경전달 물질의 불균형 상태로 발생하기 때문에 이를 바로잡는 약물 치료가 필수다. 대부분의 우울증은 약물 치료로 깨끗하게 치료된다. 최근 개발된 항우울제들은 약물에 대한 부작용이 거의 없으며, 습관성이나 중독성도 없어 안전하게 복용할 수 있는 것으로 알려져 있다.

다만 항우울제를 복용해 증상이 좋아지더라도 너무 빨리 약물 복용을 중단하지 말고, 재발방지를 위해 꾸준히 복용하는 노력이 중요하다. 대부분 약물 치료를 시작한 후 1~2개월 안에 증상이 좋아지기 시작하며, 재발방지를 위해서는 약물을 9개월 내지 1년 동안 장기간 복용하는 것이 바람직하다.

생활 속 우울증 극복법

- 자신이 편하다고 느끼는 사람에게 불편한 감정을 털어놓고 도움을 요청한다.

- 규칙적인 생활과 균형잡힌 식사, 지속적인 운동을 한다.
- 지나친 스트레스를 줄인다.
- 기분이 우울할 때는 가벼운 소설이나 잡지로 기분 전환을 한다.
- 잠이 안 오면 억지로 자려고 하지 말고, 가벼운 활동으로 자연스럽게 잠이 올 때까지 기다린다.
- 집에 혼자 있으면 우울한 기분이 심해지므로 사람들과 어울려 기분 전환을 한다.
- 우울증 환자는 한결같이 부정적인 생각에 빠져 있으므로 의도적으로 자신이 좋아하는 일이나 즐거운 생각만 하도록 노력한다.

조울증

관심과 배려
가장 좋은 묘약

조울증의 원인은 아직 정확히 밝혀지지는 않았지만
뇌에서 생화학 물질이 변화하는 것과
같은 생물학적 요인과 유전적인 요인,
그리고 스트레스 등과 같은 심리사회적 요인들이
복합적으로 작용하는 것으로 알려져 있다.

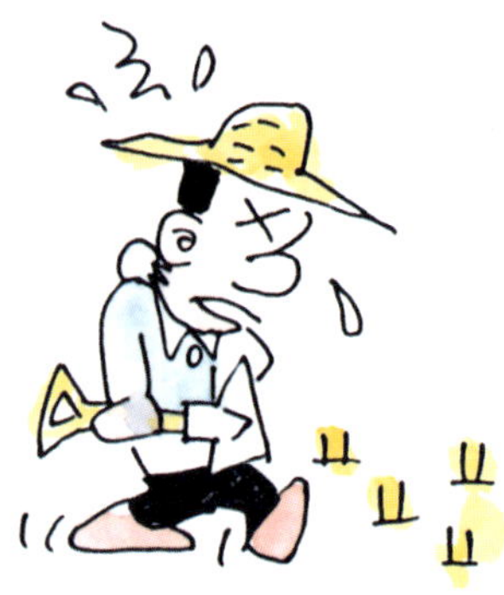

 직장인 고씨(56세). "처음 조증이 발생했을 당시엔 생각들이 유성처럼 빨라서 하나가 사라지면 더 밝은 것이 나타났다. 수줍음이 사라졌고, 적절한 단어와 몸짓들이 그 자리를 대신했다. 전에는 관심도 없던 사람들과 사물들이 매우 흥미롭게 다가왔다. 욕정이 넘쳤으며, 유혹하고 싶고 유혹당하고 싶은 욕망을 주체할 수 없었다. 믿을 수 없는 편안함, 권력, 행복함, 전지전능함, 유쾌함 등이 내 마음을 가득 채웠다. 난 무엇이든지 할 수 있는 것처럼 생각됐다. 하지만 어느 시점에서부터인가 변하기 시작했다."

 농촌에서 농사일을 하고 있는 우씨(47세). "나는 아무 일도 못할 것 같다. 내 마음은 처지고, 아무짝에도 쓸모없을 정도까지 기력이 소진됐다. 자포자기는 물론 모든 것이 절망적인 상태였다. 주위 사람들은 '일시적인 일이다. 곧 지나갈 것이다. 너는 극복할 수 있다'고 말했지만, 그들은 내가 어떻게 느끼는지 아무것도 알지 못했다. 아무것도 제대로 느낄 수도, 생각할 수도, 신경쓸 수도 없었다."

고씨와 우씨의 사례는 조울증 환자가 보이는 전형적인 증상이다. 조울증은 이같이 기분 변화가 심하게 반복되는 질환으로 조증과 울증을 합친 말이다. 의학적으로는 양극성 정동장애라고 부른다. 조울증이란 기분·에너지·수행능력 등의 변화를 일으키는 뇌기능 장애의 일종이다. 모든 사람들이 경험하는 정상적인 기분의 상승이나 하강과는 다르게 나타나 대인관계의 손상, 직업이나 학업 수행능력에까지 영향을 미친다.

원인 정확히 밝혀지지는 않았지만 뇌에서 생화학 물질이 변화하는 것과 같은 생물학적 요인과 유전적인 요인, 그리고 스트레스 등과 같은 심리사회적 요인들이 복합적으로 작용하는 것으로 알려져 있다.

증상 아무런 증상이 없다가도 조증이나 우울증 상태가 되면 상황에 따라 다양한 증상이 나타난다. 조증 상태에서는 기분이 들뜨고 유쾌해지며 자신감이 넘친다. 말이 많아지고 빨라지며 목소리도 커진다. 잠이 줄어들고 이것저것 여러 가지 일을 하느라 바빠지지만 제대로 끝내는 것이 없다. 모든 일을 너무 앞질러 나가 사고, 피해 등이 생기기도 한다. 평소에 얌전하던 사람이 성적으로 난잡해지고 돈을 물 쓰듯 쓰며, 여러 가지 허황된 일을 한꺼번에 벌이기도 한다.

반대로 우울 상태에서는 거의 매일 우울한 기분이 지속되고, 모든 일에 재미가 없어진다. 입맛이 없고, 잠을 못 자며 항상 피곤하다. 의욕이 없고 집중력도 떨어지며 죄책감에 시달린다. 심할 경우 죽고 싶은 생각에 빠진다.

진단 조울증 환자의 60~70%는 우울증부터 나타난다. 그러나 일부는 우울증이 전혀 나타나지 않는 경우도 있다. 진단은 면담과 신체적 질환 검사, 심리 검사 등을 통해 이뤄진다. 우선 신체적 질병이나 약물 복용 여부 등을 조사한 다음 심각한 정도에 따라 경도 · 중등도 · 중증으로 나뉘며 치료법도 다양하다. 따라서 정확한 진단이 필수적이다. 특히 조울증 환자는 건강상태 및 신체의 질병 유무를 정확히 진단하는 것이 매우 중요하다.

치료 약물치료가 주된 치료법이다. 대개 꾸준히 약을 복용하면 증상이 쉽게 호전되는 경우가 많다. 그러나 약 복용 후 증상이 좋아졌다고 해서 갑자기 약을 끊을 경우 재발률이 매우 높다. 재발 후 다시 같은 약물을 복용하는 경우 치료 효과가 이전보다 감소하기 때문에 약은 충분한 기간 동안 복용하는 것이 필요하다. 주로 사용되는 약물인 리튬은 치료받은 환자의 70%에서 좋은 효과를 보이고 있으며, 20% 정도는 완치를 기대할 수 있다. 특히 조울증에 대한 정확한 진단이 필요할 때, 자살 또는 살인 위험이 있을 때, 환자가 안전을 도모하지 못할 때, 식사를 소홀히 할 때, 급성 증상 악화가 있을 때, 주변 환경이 환자를 충분히 돌봐줄 수 없는 경우 입원치료를 하게 된다.

재발 한번 조증 증상을 경험한 사람의 90% 이상이 또다시 조증의 증상을 나타낸다. 특히 환자의 40~50%가 첫 발병 후 2년 안에 두번째 발병을 경험한다. 또

조증 증상을 보인 환자들 중 60~70%는 개인마다 특징적인 모습으로 우울증에 앞서거나 뒤에서 나타난다. 조울증은 10년 동안 평균적으로 네번 정도 발생하며, 증상 사이의 시간 간격은 나이가 증가하면서 줄어든다. 환자의 5~15%는 1년 동안 네번 이상 우울증·조증·혼재성 또는 경조증을 경험하게 된다.

파킨슨병

팔 다리 떨리고
걸음걸이 비틀비틀

파킨슨병은 세계적으로 유명한 헤비급 권투선수 무하마드 알리가
투병 중이어서 더욱 유명해진 질환이다.
가장 대표적인 신경계 퇴행성 질환의 하나로
우리나라도 고령화에 진입하면서 크게 늘어나는 추세를 보이고 있다.

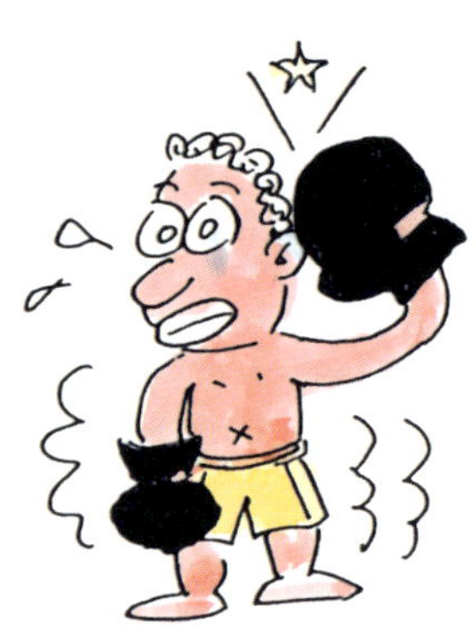

파킨슨병은 세계적으로 유명한 헤비급 권투선수 무하마드 알리가 투병 중이어서 더욱 유명해진 질환이다. 가장 대표적인 신경계 퇴행성 질환의 하나로 우리나라도 고령화에 진입하면서 크게 늘어나는 추세를 보이고 있다. 파킨슨병 환자들은 일상생활에서 운동을 통해 증상이 악화되는 것을 방지할 수 있지만 잘못된 운동이나 무리한 운동은 오히려 부작용을 가져올 수 있으므로 적절한 운동에 대한 사전 지식이 반드시 필요하다. 대부분 50세 이후에 많이 발생하며 여자보다 남자에서 더 많고, 대개 매우 천천히 진행한다는 특징이 있다. 대략 60세 이상에서는 인구 100명당 1~2명 정도가 발생하는 것으로 추정되며, 우리나라에는 10만~15만명의 환자가 있는 것으로 예상하고 있다.

증상 팔과 다리가 떨리며 비정상적인 운동 증상, 전신이 뻣뻣해지는 등 근육이 경직되며 움직임이 둔화되는 특징이 있다. 이와 함께 쉽게 넘어지거나 자세가 불안정해지며 이런 증상들은 점점 심해진다. 또 근육의 경직이 얼굴에 퍼지면 얼굴 표정이 없어지며, 힘이 약해지고 피로가 쉽게 찾아온다.

특히 걸음을 걸을 때 처음에는 보폭이 짧은 걸음을 몇차례 보이다가 일단 걷기 시작하면 몸의 중심이 앞으로 쏠리면서 걸음이 빨라져 멈추기가 어렵게 된다. 손으로 단추를 끼운다든지 글씨를 쓰는 동작이 잘 안되고 글씨가 작아지며, 말 또한 어눌해지고 음식물을 삼키기도 힘들어진다.

원인 크게 일차성, 이차성, 파킨슨 플러스 증후군 3가지로 분류하고 있다. 일차성 파킨슨병으로 인해 전신마비가 오는 경우 아직도 정확한 원인이 밝혀지지 않았지만 가족력이 있는 경우 일차성 파킨슨병으로 진행될 가능성이 약간 높은 것으로 알려져 있다.

이차성 파킨슨병을 일으키는 원인으로는 뇌염으로 인한 후유증 등으로 발생하는 감염성과 뇌의 동맥경화증 등에 의한 혈관성, 망간 · 일산화탄소 · 이황화탄소 등의 중독에 의한 중독성, 약물에 의한 약물성, 부갑상선 기능 저하증 등에 의한 대사성, 뇌종양성, 외상성 등이 있다.

파킨슨 플러스 증후군은 파킨슨병 증상이 여러 다른 신경장애 증상과 더불어 나타나는 경우를 말한다.

진단 대부분 일반적으로 드러난 증상만으로 진단한다. 병력을 청취하고, 신경학 검사를 하는 의사의 진찰을 통해 확인한다. 보조진단법으로 CT촬영, MRI 검사, 양전자방출단층촬영(PET) 검사, 뇌파검사, 뇌혈관 엑스레이 검사, 뇌척수막 검사, 기억력 검사, 혈액 검사, 자율신경 검사와 필요할 경우 유전자 검사를 실시한다.

치료 완벽하게 치료할 수 있는 방법은 없다. 그러나 병이 악화되는 것을 예방하는 방법은 속속 나오고 있다. 이 가운데 사물을 분별할 수 있는 인지기능과 관련, 병의 증상을 완화시키거나 진행을 둔화시키는 약물이 최근에 개발됐다. 뇌에 부족한 도파민을 보충하고 신경세포의 파괴를 예방 혹은 늦추거나 기타 우울증 등의 증상을 조절하기 위한 치료법을 사용하고 있다. 외과적 요법으로는 뇌정위고정술을 이용한 시상절제술 , 뇌심부 전기자극법, 신경세포 이식 등을 사용한다.

특히 이 질환의 초기에는 주로 약으로 조절할 수 있지만 5~10년이 지나면 75%의 환자에서 약효가 크게 떨어지고 부작용이 나타나 결국 수술을 해야 한다. 1990년대 중반부터 시술되기 시작한 뇌심부 자극술은 도파민 손실에 의해 영향을 받은 부위에 미세한 전기자극을 줌으로써 기능 이상을 일으키는 비정상적인 뇌 신호를 원천적으로 차단하고 있다. 이 방법을 통해 파킨슨병의 주요 증상을 좋아지게 만들며 약효를 오래 지속시키고, 약물 부작용을 줄일 수 있다.

건망증

일시적 스트레스
치매와는 달라요

사람은 주위의 모든 일에서 받는 정신적 인상을 반드시
머릿속에 등록·저장했다가 다시 회상시키는 뇌의 활동을 끊임없이 반복한다.
이것이 바로 기억의 과정이다. 사람의 뇌는 20대를 고비로
점차 퇴행해 나이를 먹음에 따라 뇌세포도 점차 위축된다.

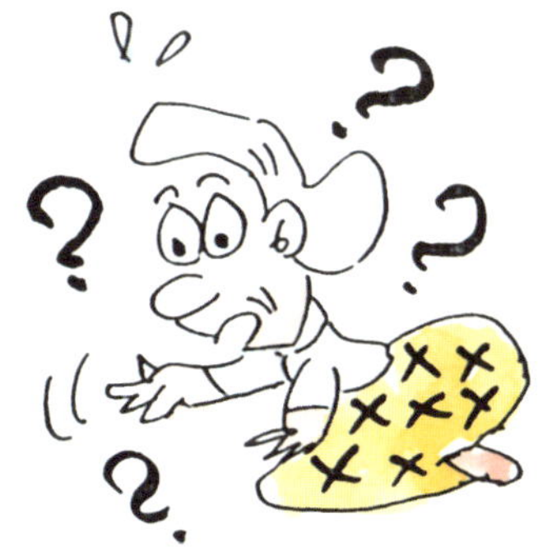

사람은 주위의 모든 일에서 받는 정신적 인상을 반드시 머릿속에 등록·저장했다가 다시 회상시키는 뇌의 활동을 끊임없이 반복한다. 이것이 바로 기억의 과정이다. 사람의 뇌는 20대를 고비로 점차 퇴행해 나이를 먹음에 따라 뇌세포도 점차 위축된다. 특히 한번 파괴된 뇌세포는 다시 재생되지 않지만, 다행스럽게도 인간의 뇌세포는 상상할 수 없을 만큼 많아 나이 변화에 따르는 감소로는 일상생활에 별다른 지장이 없다.

그러나 어떤 병적인 원인으로 인해 뇌세포가 급격히 파괴되는 경우에는 큰 문제가 발생하는데, 대표적인 것이 바로 치매다. 치매는 기억에만 사소한 장애가 있는 건망증과는 달리 사고력이나 판단력에도 문제가 생기고 성격까지도 변하지만 자신은 의식하지 못하는 경우가 대부분이다. 따라서 우리가 흔히 '노망'이라고 부르는 치매와 이따금 깜박깜박 잊어버리는 기억장애인 건망증은 분명히 차이가 있다.

어떻게 다른가 건망증은 단순한 기억장애일 뿐 다른 지적 기능 등에는 전혀 문제가 없다. 건망증은 뇌신경의 퇴화라는 요인 이외에도 여러 가지 정서적·심리적 요인으로 인해 나타나는 경우도 있다. 특히 불안증이나 우울증, 심각한 스트레스 상황이 계속되는 경우에는 집중력의 저하로 일시적으로 기억력이 떨어지는 경우가 흔히 발생한다.

그러나 치매는 다르다. 치매는 사람의 정신(지적) 능력과 사회적 활동을 할 수 있는 능력이 없어지거나 어떤 사람의 일상생활에 장애를 가져올 정도로 심각한 상황에 직면할 때 치매에 걸렸다고 말한다. 즉 치매는 그 자체가 어떤 활동을 이야기하는 진단명이 아니라 단지 특정한 증상들이 나타나서 어떤 기준을 만족시키는 경우를 이야기하는 하나의 질환이다.

건망증 건망증은 어떤 사실을 모르다가도 누군가 귀띔을 해주거나 힌트를 주면 기억해내기도 한다. 건망증은 정상인에게도 흔히 발생한다. 건망증의 원인은 매우 다양하다. 알츠하이머성 치매나 혈관성 치매의 전조 증상으로 건망증이 나타나기도 한다. 그러나 일반인들에게 건망증을 일으키는 원인은 우울증·불안신경증·스트레스·폐경기증후군·울화병·불면증·과도한 술이나 담배 등을 들 수 있다.

건망증 대처법 우선, 단순한 건망증을 너무 심각하게 생각하지 말아야 한다. 기억력이 좀 떨어진다고 "나도 이제 너무 늙었구나" 하고 비관적으로 생각할 필요가 없다는 것이다.

또 건망증의 배후에 정서적인 문제가 있다면 그 원인을 치료해 건망증을 개선할 수 있다. 이때는 치료에 의해 우울·불안이 호전되고, 이와 함께 건망증이 사라지는 경우도 많다. 지나치게 뇌를 혹사한 경우 적절한 휴식이 필요하다. 반대로 너무 지적인 자극이 없을 경우 적당한 자극을 주어 기억력 향상에 도움을 주는 노력이 필요하다. 한 예로 독서·바둑 등은 좋은 치료법이면서 예방법이기도 하다. 술과 담배를 줄이고 적절한 운동으로 성인병을 예방하는 노력도 중요하다. 술·담배와 뇌세포는 상극이기 때문이다.

치매 예방을 위한 생활습관 평소에 사용하지 않은 손을 사용한다. 즉, 이를 닦거나 바느질을 할 때 왼손을 사용해보고, 마우스도 평소 사용하는 방향과 반대쪽에 놓고 사용해본다. 주위 환경을 바꿔주는 것도 중요하다. 손가락을 이용한 그림자 놀이와 수화를 배우는 것은 뇌의 운동·시각 능력을 활성화하는 데 도움이 된다.

또 함께 이야기 책을 읽거나 새로운 소식을 주위 사람들에게 전하는 노력도 필요하다. 규칙적으로 걷기를 하는 어르신 가운데서는 계획·스케줄 짜기·업무 조정 등의 행정적 기능이 비약적으로 좋아졌다는 보고도 있다. 치매 예방을 위한 식습관도 중요하다.

뇌졸중

갑자기 찾아와
온 가족이 후유증

우리가 흔히 '바람맞았다'고 말하는 뇌졸중.
겨울의 불청객 또는 초대받지 않은 손님이라고 불리기도 한다.
예고 없이 찾아오는 뇌졸중은 우리나라에서 사망 원인 가운데 암 다음으로 많다.
일단 발병하면 극히 일부에서는 거의 정상적인 상태로 돌아오지만
상당수는 전신 또는 반신마비나 언어장애, 요실금 등 큰 후유증을 남긴다.

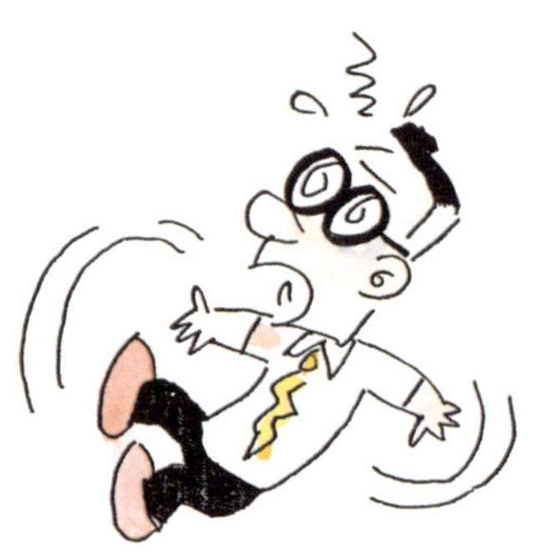

우리가 흔히 '바람맞았다'고 말하는 뇌졸중. 겨울의 불청객 또는 초대받지 않은 손님이라고 불리기도 한다. 예고 없이 찾아오는 뇌졸중은 우리나라에서 사망 원인 가운데 암 다음으로 많다. 일단 발병하면 극히 일부에서는 거의 정상적인 상태로 돌아오지만 상당수는 전신 또는 반신마비나 언어장애, 요실금 등 큰 후유증을 남긴다. 죽음보다 무섭다는 치매도 그 원인을 보면 절반 정도가 뇌졸중 때문이다.

그러나 뇌졸중은 예고 없이 찾아와 인생을 송두리째 파괴해 버리지만 원인이 분명하고, 예방과 대처법 또한 확실하게 나와 있는 만큼 잘 대비하면 예방할 수 있는 특징도 있다. 날씨가 쌀쌀해질 때, 특히 갑자기 추워지거나 일교차가 심할수록 뇌졸중 발생률이 높아짐을 기억해야 한다. 겨울철에는 빠르게 걷기 등 유산소 운동을 하는 것이 좋은데, 최소한 1주일에 서너번은 한번에 30~40분가량 옷이 땀에 젖을 정도의 운동이 필요하다.

뇌출혈과 뇌경색 뇌졸중은 뇌혈관이 터지는 뇌출혈과 뇌혈관이 막히는 뇌경색으로 나뉜다. 한마디로 뇌세포가 죽은 상태를 말한다. 우리나라는 1980년대 중반까지는 뇌출혈이 많았으나 최근엔 뇌경색이 더 많아지는 추세다. 뇌출혈의 가장 큰 원인인 고혈압은 치료방법이 보편화됐으나 뇌경색은 생활습관병인 고혈압을 비롯해 당뇨·흡연·음주·고지혈증·심장병 등 다양한 원인이 작용하기 때문이다.

위험인자를 찾아라 뇌졸중은 원인이 대부분 밝혀져 있고, 예방 또한 가능하다. 뇌혈관에 손상을 줄 수 있는 고혈압·당뇨병·심장 질환·흡연·과음·고지혈증·비만·운동부족 등 중요한 위험인자를 조기에 발견, 조절하면 예방할 수 있다. 따라서 뇌졸중을 예방하기 위해서는 금연·운동·절주·염분섭취 제한 등을 생활화해 고혈압·당뇨·고지혈증·비만 등 생활습관병을 막아야 한다.

병원을 빨리 찾아라 반신마비, 언어장애(발음장애), 일시적으로 한쪽 눈이 어두워짐, 어지럼증과 비틀거리는 걸음걸이, 시야장애, 갑작스런 두통 등의 증상이 보이면 빨리 병원 응급실을 찾는다. 뇌졸중은 3~6시간 안에 적절한 치료를 하면 좋은 결과를 얻을 수 있다. 뇌혈관이 막히더라도 신경세포가 완전히 손상된 부위의 주변 조직변화는 발병 6~8시간 이내에 다시 혈류가 증가하면 회복이 가능하다. 막힌 뇌혈관을 뚫고 혈류를 늘리는 데는 혈전용해제를 정·동맥 내로 투여해 치료한다. 그러나 혈전용해제 치료는 완전히 손상된 부위가 크면 그곳에 출혈이 생겨 사망할 수도 있는 약점이 있다.

검사 주로 뇌 CT검사로 뇌출혈과 뇌경색을 확인한다. 최근 뇌경색 환자의 75%가 목에 있는 큰 동맥인 경동맥질환을 함께 갖고 있다는 사실이 밝혀져 초음파 검사로 뇌졸중 발병 가능성을 미리 알고 예방할 수 있다. 그러나 뇌졸중이 발병하면 적절한 치료를 해도 상당한 후유증이 있어 위험인자를 빨리 발견하되 증상이 보이면 서둘러 병원을 찾아 치료를 받는다.

재활치료는 꾸준히 뇌졸중이 생기면 운동·감각·언어·정신 장애와 치매 등 심각한 후유증을 남긴다. 한번 파괴된 뇌세포는 다시 재생할 수 없지만 주변의 세포가 죽은 세포를 대신하기도 한다. 단 재활치료는 꾸준히 해야 한다. 팔다리 마비와 운동장애 등을 풀어주는 물리치료가 보편적이다. 환자가 의식이 없는 상태라도 물리치료를 빨리 하지 않으면 마비된 관절은 물론 다른 근육이나 관절까지도 뻣뻣하게 굳거나 장애가 나타난다. 물건잡기, 숟가락 사용하기, 세수하기, 작업치료와 언어치료, 심리치료 등을 함께 병행하면 좋아진다.

경고신호를 무시하지 말라 뇌졸중의 증상이 나타났다가 24시간 안에 정상으로 돌아오는 경우를 일과성 허혈발작이라고 한다. 목 부위의 혈관이나 뇌혈관이 좁아지거나 막힌 경우에 나타난다. 다음과 같은 증상이 몇번 반복되다가 혈관이 완전히 막히는 뇌졸중으로 진행되기 때문에 뇌경색의 사전 경고신호라 할 수 있다 (전체 뇌졸중 환자의 15~20% 차지).

한쪽 팔다리에 갑자기 힘이 없어지거나 감각이 둔해지고 앞을 잘 못보거나 갑자기 한쪽 눈이 안보이는 경우, 언어장애가 와서 말을 못하거나 남의 말을 이해하지 못할 때, 갑자기 어지럽고 걸음이 휘청거리며, 전에 경험하지 못했던 심한 두통이 오고 토하거나 얼굴에 마비가 오는 경우, 음식을 삼킬 때 사레가 걸리거나 물체가 갑자기 두개로 보이는 등의 경고신호가 나타나는 사람은 반드시 1년 안에 뇌졸중이 발생할 위험이 높기 때문에 빨리 병원을 찾아가 뇌졸중의 경고신호인지를 확인하고 뇌졸중 예방을 위한 치료를 시작한다.

수면장애

스트레스 쌓인 몸
곤한 잠 깨운다

수면장애란 수면 이상으로 인해 낮과 밤에 이상 증상이 나타나는 경우를 말한다.
수면장애의 주요 증상은 불면증 이외에도 낮에 느끼는 과도한 졸음과
자다가 보이는 이상행동 등이 있다. 그밖에 집중력 저하, 우울, 정서불안,
일상생활에서의 기능 저하, 심혈관계 장애, 성기능과 면역기능 저하와 같이
다양한 증상들이 나타날 수 있는데 어떤 수면장애든지
한가지 증상만을 보이는 것은 아니다.

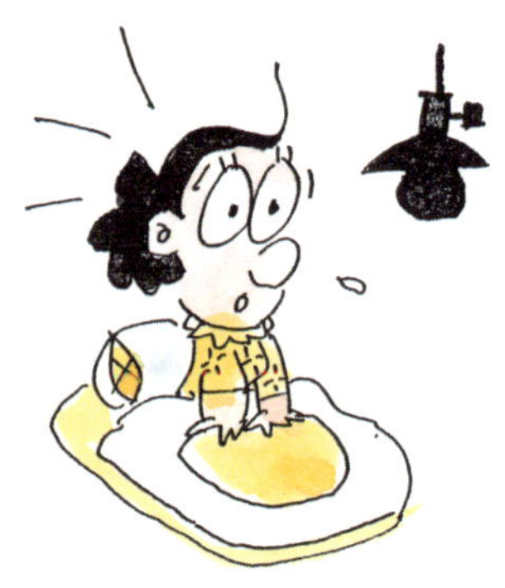

수면장애란 수면 이상으로 인해 낮과 밤에 이상 증상이 나타나는 경우를 말한다. 수면장애의 주요 증상은 불면증 이외에도 낮에 느끼는 과도한 졸음과 자다가 보이는 이상행동 등이 있다. 그밖에 집중력 저하, 우울, 정서불안, 일상생활에서의 기능 저하, 심혈관계 장애, 성기능과 면역기능 저하와 같이 다양한 증상들이 나타날 수 있는데 어떤 수면장애든지 한가지 증상만을 보이는 것은 아니다.

불면증은 우울증, 불안장애와 같은 정신과적 장애, 스트레스와 같은 심리적인 원인, 교대근무나 해외여행과 같은 시차 변화, 약물 혹은 내과나 신경계 질환, 그밖에 부적절한 생활습관 등에 의해 나타난다. 일시적인 불면증의 경우 원인이 되는 상태가 개선되면 좋아지는 경우가 대부분이다.

밤 수면의 질을 저하시켜 낮에 심한 졸음을 일으키는 질환으로는 수면무호흡증, 주기적 사지운동증, 그리고 하지초조증 등이 대표적이다. 사람의 정상적인 노화과정에서 수면구조가 변화함으로써 나타나는 불면증이나 낮의 과도한 졸음도 증세가 심하면 치료대상이 된다. 수면주기의 변화로 인한 질환으로는 지연성 수면주기 증후군이 있다. 그밖에 수면제 복용 후 나타나는 잔류효과나 과음으로 인한 수면 질의 저하, 또 여러 가지 중추신경계 질환의 증상으로 낮에 심한 졸음이 나타날 수 있다.

이렇게 다양한 원인으로 인해 잠들기가 어렵거나, 자주 깨거나, 아침에 일어났을 때 충분히 회복감을 느끼지 못하는 증상이 한달 이상 지속되는 경우, 또 낮에 생활하는 데 있어서 기분의 변화나 직업 · 학습 · 생활의 기능이 방해받을 정도로 졸음을 느끼는 경우, 혹은 수면 중에 이상한 행동이 되풀이되는 경우에는 전문의의 상담을 받아야 한다.

수면은 인생의 3분의 1을 차지할 정도로 중요하며 수면장애는 일상생활에서 사람들이 활동하는 데 막대한 지장을 일으키고 심지어는 생명을 위협할 수도 있다. 따라서 일단 수면에 문제가 있다고 느끼면 수면제를 사용하거나 쉽게 자가진단하지 말고 전문의와 상담을 하거나 수면장애클리닉을 찾는 것이 바람직하다.

협심증과 심근경색증

찢어지는 가슴통증 심장마비 위험

40대 이후 중년에게 가장 문제가 될 수 있는
가슴통증 질환은 협심증과 심근경색증이다.
협심증은 심장 근육에 혈액을 공급하는 관상동맥이
동맥경화에 의해 좁아지거나 수축돼 혈액순환이 안돼
심장 근육에 쥐가 나듯 통증을 유발하는 질환이다.

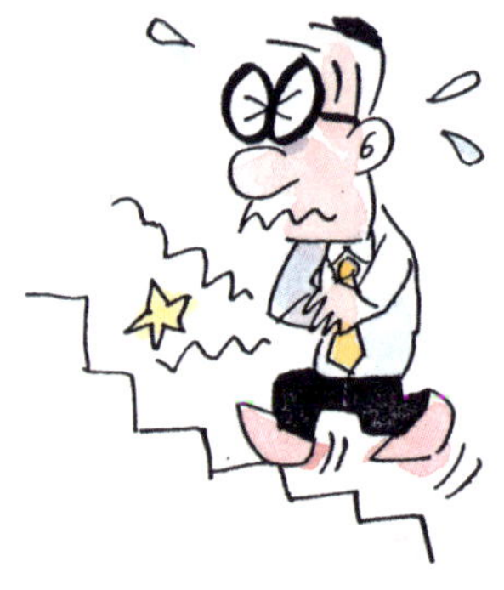

 모 벤처기업 대표이사인 45세의 김모씨. 그는 평소에 고혈압이 있었으나 전혀 치료를 하지 않았다. 30년가량 하루에 담배를 한갑 정도 피웠으며, 선친이 심장마비로 돌아가셨고, 형은 당뇨병으로 치료를 받고 있다. 그러던 그는 병원을 찾기 3주 전쯤 주말에 산에 오르면서 앞가슴이 뻐근하게 조여오는 증상을 느꼈다. 이런 증상은 계단을 2층 정도 오르거나 집안에서 가구를 옮기다가도 생겼지만 5~10분 계속되다가 휴식을 취하면 곧 가라앉곤 했다.

 대기업 이사인 55세의 박모씨. 그도 평소 하루 한갑 반 정도 담배를 피우고 있다. 7년 전 당뇨병으로 진단을 받았지만 일이 바빠서 신경을 쓰지 못했고, 지난해에는 고혈압 진단도 받았다. 그는 회사로 출근하다가 앞가슴이 뻐근하게 조여드는 듯한 느낌을 받았다. 아픈 증상은 15분 정도 계속되었고 가만히 앉아서 쉬면 가라앉았다. 그러다가 갑자기 숨이 막힐 정도로 가슴이 답답해지면서 턱까지 아픈 증상이 일어났다. 잠깐 쉬면 가라앉겠지 하고 있었는데 한시간이 지나도 통증은 가라앉지 않고 계속되면서 식은땀까지 났다. 회사 직원의 도움을 받아 간신히 가까운 병원 응급실을 찾았지만 병원에서는 빨리 종합병원으로 가라고 권했다.

김모씨와 박모씨는 전형적인 협심증과 심근경색증을 보인 경우다. 사람의 심장은 자동차의 엔진과 같은 역할을 한다. 엔진에는 여러 개의 연료 파이프가 있다. 이 중 1~2개가 좁아져 연료 공급이 부족할 경우 엔진의 일부 기능이 떨어지는 것처럼 나타나는 것이 바로 협심증이다. 또 이 파이프가 완전히 막히며 연료 공급이 갑자기 뚝 끊겨 엔진이 작동을 멈추는 현상이 심근경색이다. 협심증은 관상동맥이 완전히 막힌 것은 아니기 때문에 환자가 휴식을 하면 심장 근육에 산소 공급이 좋아지고 가슴 통증도 없어진다. 그러나 심근경색이 일어나면 상처를 입은 심장 근육은 영원히 회복되지 않는다. 상처를 입은 심장은 혈액을 효과적으로 전신에 보내지 못하기 때문에 결국 급사에 이르거나 점차 심부전으로 진행된다.

협심증 40대 이후 중년에게 가장 문제가 될 수 있는 가슴통증 질환은 협심증과 심근경색증이다. 협심증은 심장 근육에 혈액을 공급하는 관상동맥이 동맥경화에 의해 좁아지거나 수축돼 혈액순환이 안돼 심장 근육에 쥐가 나듯 통증을 유발하는 질환이다. 보통 '가슴이 조이는 듯하다, 짓눌리는 듯하다, 터질 것 같다, 숨을 못 쉴 것 같다, 칼로 짜개는 듯하다' 고 느끼는 괴로운 통증이 가슴 중앙 부위에 온다. 빨리 걷거나, 층계나 언덕을 오를 때, 식사 후 걸을 때와 같이 운동 후에 잘 느껴진다. 협심증의 가슴 통증은 5~10분 지속되는데 운동을 멈추고 쉬면 가라앉는 특징이 있다.

이처럼 협심증 증상은 주로 활동할 때 발생하는데, 환자 중 일부는 심장마비(심근경색 및 이에 따른 심정지)로 발전할 위험성이 있다.

협심증의 원인이 되는 관상동맥질환의 협착은 동맥경화에 의해 발생하며 이를 예방하기 위해서는 생활습관의 변화가 필요하다. 가장 중요한 것이 금연과 고혈압 및 당뇨병 조절 그리고 혈중 지방치 조절이다. 이런 조치에도 협심증이 발생하면 약물과 혈관성형술을 하게 되며, 심한 경우 심장수술까지 시행해야 한다.

심근경색증 급성 심근경색증은 협심증과 비슷하나 가슴통증이 30여분 이상 지속되는 등 그 증상이 더욱 심각하다. 구토와 진땀이 나고, 쇼크에 빠질 수 있으며 병원에 도착하기 전 심장마비로 사망할 수 있다. 급성 심근경색증은 동맥경화에 의해 관상동맥 벽에 돌출된 부분에서 발생한다. 이곳 혈관에 핏덩어리가 순간적으로 생성, 혈관이 완전히 막혀 화산이 터지듯 갈라지면서 발생한다.

협심증과 심근경색증은 20~30년 전에는 비교적 드문 병이었다. 그러나 최근 식생활의 서구화와 스트레스 등으로 급격히 늘어나 이젠 사망원인 1~2위를 다투고 있다. 특히 우리나라 사람의 평균 혈중 콜레스테롤 수치가 20~30년 전 dl당 160mg에서 현재 dl당 185mg으로 크게 늘어난 것과 관련이 깊다.

심근경색증은 발병 후 일정 시간이 지나면 이미 기능을 상실한 심장 근육을 되살릴 수가 없기 때문에 증상이 발생한 즉시 병원으로 후송해 치료를 받아야 한다.

4대 위험 요인 협심증이나 심근경색증은 한번 발생하면 치료가 쉽지 않다. 그러나 위험요인들이 잘 알려져 있어 예방 또한 어렵지 않다.

관상동맥질환의 4대 위험요인은 *콜레스테롤 *고혈압 *흡연 *당뇨병이다. 관상동맥질환이 있는 환자들은 이들 위험 인자 중 하나 또는 그 이상을 가지고 있는 경우가 대부분이다. 위험 요인을 두가지 이상 가지고 있으면 관상동맥질환이 발생할 위험은 정상인에 비해 급격히 증가한다.

콜레스테롤을 정상으로 유지하려면 동물성 지방의 섭취를 낮추고 유산소 운동을 하며, 이것만으로도 부족하면 콜레스테롤 수치를 낮출 수 있는 치료제로 조절하면 된다. 고혈압도 좋은 치료제가 많아서 조절이 어렵지 않다. 담배는 자신의 의지로 반드시 끊어야 한다. 당뇨는 식이요법과 운동요법이 중요하며, 이것으로 부족할 때는 약물치료를 받아야 한다.

진단 가슴에 통증이 느껴지고 협심증이 의심될 때는 빨리 전문의를 찾아서 진료를 받는 것이 중요하다. 협심증 진단은 검사보다도 전문의와의 증상 상담이 가장 중요하다. 협심증이 의심되면 몇가지 정밀검사를 할 수 있다. 운동부하심전도, 동위원소를 이용한 심근관류조영, 약물을 이용한 스트레스 초음파 검사 등을 하면 된다.

치료 협심증 치료는 약물 치료, 관상동맥 확장술, 외과적 수술요법 등 세가지가 있다. 환자 상태에 따라 약물치료도 가장 좋은 치료법이 된다. 관상동맥이 좁아져 있는 부분을 풍선도자로 넓히고, 필요하면 얇은 금속망의 스텐트를 넣어 혈관이 다시 붙는 것을 예방한다.

고혈압

우리나라 성인 50%달해
대부분 치료 안하고 방치

우리나라 성인의 절반 이상이 고혈압이나
당뇨, 비만 가운데 한가지 이상의 질환을 갖고 있는
뇌심혈관 질환 고위험군에 속한다고 알려져 있다.
문제는 우리나라 성인의 경우 자신이 고혈압 환자인 것조차 모르는
사람이 2명 중 1명에 이를 정도로 고혈압에 대해 무관심하다는 사실이다.

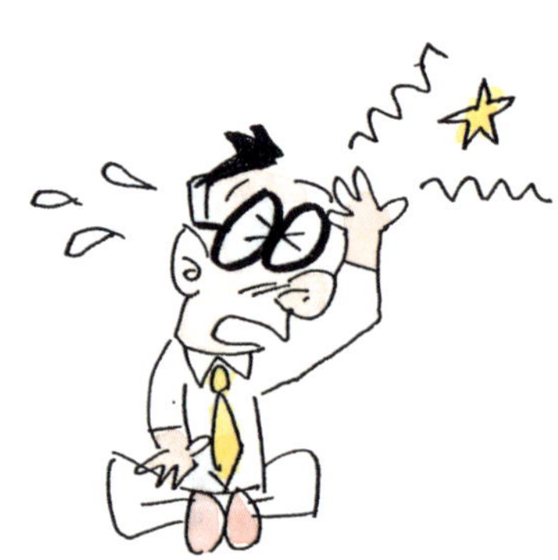

우리나라 성인의 절반 이상이 고혈압이나 당뇨, 비만 가운데 한가지 이상의 질환을 갖고 있는 뇌심혈관 질환 고위험군에 속한다고 알려져 있다. 문제는 우리나라 성인의 경우 자신이 고혈압 환자인 것조차 모르는 사람이 2명 중 1명에 이를 정도로 고혈압에 대해 무관심하다는 사실이다. 특히 본인이 환자인지도 모르기 때문에 치료를 제대로 하지 못하고 있으며, 치료를 하는 경우에도 혈압을 적정 수준으로 유지하고 있는 경우는 전체 환자 3명 중 1명에 불과했다.

고혈압이란 혈압은 혈관 속을 흐르는 혈액이 혈관 벽에 주는 압력, 즉 혈액이 이들 산소와 영양분을 신체 각 조직의 구석구석까지 운반하기 위한 적절한 압력을 말한다.

젊은층의 고혈압은 확장기 혈압 상승이 수축기 혈압 상승보다 더 높으며, 일반적으로 55세 이상 노년층에 접어드는 시기부터는 수축기 혈압 상승이 더 높게 나타나는 것이 특징이다.

일반적으로 고혈압은 확장기 혈압치에 기준을 두고 정하고 있다. 일단 확장기 혈압이 90~99mmHg은 경증이며, 110mmHg은 중증이다. 수축기 혈압의 경우 130mmHg 이상이면 고혈압 환자로 분류하고 있다.

증상 평상시 증상이 거의 없거나 약해서 모르고 지내는 경우가 많다. 혈압은 차가운 날씨에 오랫동안 노출돼 있거나 밤낮의 기온 차이가 심할 때, 잠을 자지 못하고 피로하거나 짠 음식을 많이 먹을 경우, 또 신경을 많이 쓸 때 올라간다.

혈압이 올라가면 간혹 어지럽고, 머리가 멍하며 무겁고 뻐근한 증상이 나타난다. 때때로 귀에서 소리가 나고 눈꺼풀이 바들바들 떨리기도 한다. 또 근육이 당기고 손이 부들거리며, 손끝이 저린다. 상체는 천근만근 무거운데 하체는 가볍게 느껴지고, 얼굴에서는 화끈화끈 열감을 느끼는데, 발은 서늘하다는 증상을 호소하는 경우도 있다.

원인 한방에서는 고혈압의 원인을 외감육음(外感六淫), 칠정소상(七情所傷), 내상음식(內傷飲食)으로 본다. 육음이란 풍(風)·한(寒)·서(署)·습(濕)·조(燥)·화(火)에 너무 많이 노출되면 몸 안의 오장육부가 손상을 입는다는 것이다. 또 칠정이란 화냄·놀람·공포·생각을 많이 하는 것으로부터 손상을 입는 것이며, 내상음식이란 과식과 편식은 물론 해로운 음식물을 섭취해 식독(食毒)이 오장육부의 기능을 손상시키는 것을 의미한다. 특히 고혈압이 무서운 것은 그 자체로도 철저한 관리가 필요하지만, 자칫 중풍이나 심장질환 등 다른 질병의 원인으로 작용하기 때문이다.

종류 한의학에서의 고혈압은 여러 가지로 분류한다. '간화상항' 형은 머리가 아프고 어지러우며, 얼굴과 눈이 빨개지고, 특히 갈증이 나서 찬물을 즐겨 찾는다. 또 '간신음허' 형의 경우 어지럽고 머리가 아프며, 불면증에 시달린다. 손발과 가슴에 열이 맺힌 듯하고 허리와 다리가 시리며, 나른한 증상을 보인다. 발뒤꿈치가 아프고 밤에 소변을 자주 본다. '음양양허' 형은 가슴이 두근거리고 잘 먹지 못하며, 먹어도 소화가 잘 안된다. 양기가 부족하며 추위를 쉽게 타고 변이 항상 묽다. '기허담탁' 형은 머리가 맑지 않고 어지러우며, 조금만 움직여도 땀을 비 오듯 흘린다.

치료 한의학에서는 환자가 어떤 증상을 호소하는가에 따라 약물치료와 침구치료를 병행한다. 따라서 단미제요법을 비롯한 증치(症治)·체질·침구·기공·부항 요법 등을 환자의 상태에 따라 적용한다.

대부분의 고혈압 환자는 초기에는 별다른 증상이 없지만, 점차 만성화로 진행되면서 두통·이명·현기증·피로감·심계항진 등의 증상을 호소한다. 중증의 환자는 양방에서 처방하는 약을 한방치료와 함께 복용하면 치료효과를 높일 수 있다.

혈압 조절에 좋은 식품과 약재 고혈압에는 청간(淸肝)·보음(補陰)·자신(滋腎)·강간(强肝)을 위주로 식품과 약재를 선택해 끊임없이 복용하면서 꾸준히 치료를 해야 한다. 청간의 경우 하고초와 결명자가 좋다. 보음이나 자신에는 당귀·지황·하수오·녹용, 간을 강화시키는 데는 부추가 좋다.

통용으로는 다시마가 좋은데, 염분을 뺀 다시마를 구워 가루를 내 1회 4g씩 따뜻한 물과 함께 복용한다. 또 양파 껍질에는 루틴 성분과 유사한 물질이 함유돼 있는데, 이 성분은 모세혈관의 저항을 강화시키기 때문에 고혈압일 때 끓여 먹으면 좋다.

감잎차는 혈관 벽을 튼튼하게 하며, 혈액을 말끔하게 만들면서 혈압까지 내리게 한다. 1회 6g 정도의 감잎을 뜨거운 물에 살짝 담갔다가 우려내 마신다. 구기자는 혈관 벽이나 간장에 불필요한 지방의 퇴적을 막아주므로 고혈압에 좋다. 국화는 고혈압에 의한 두통·어지럼증·이명을 말끔히 씻어준다.

갱년기성 고혈압에는 음양곽을 하루 20g씩 물 500ml에 10분만 끓여 차로 마신다. 갱년기로 성욕이나 성적 능력이 떨어졌을 때도 효과가 좋다. 콜레스테롤 수치가 높고 어혈 증상이 뚜렷한 고혈압에는 아가위(산사)를 하루 8~12g씩 물 500ml에 끓여 반으로 졸여 나눠 마신다. 팔다리가 저리고, 허리와 무릎이 시리며 아플 때는 진득찰이 좋다.

〈동의보감〉에는 진득찰을 시루에 담고 술로 찐 후 말리고, 이런 방식으로 9번 반복한 다음 잘 말려 복용하면 된다고 했다. 하루 12g을 물 500ml에 끓여 반으로 졸여 차로 마신다.

저혈압

단순히 낮은 혈압 문제안돼
다른 질환 있을 땐 주의

고혈압과는 달리 저혈압에 대해 아는 사람은 의외로 많지 않다.
저혈압으로 인해 고생하고 있다는 말을 하는 사람이 있는데
분명한 것은 수치상으로 혈압이 낮은 단순한 저혈압은 병이 아니라는 사실이다.
단 저혈압 가운데 다른 원인질환으로 인해 혈압이 떨어지는 기립성 저혈압이나
본태성 저혈압, 속발성 저혈압, 쇼크 등은 분명히 병이다.

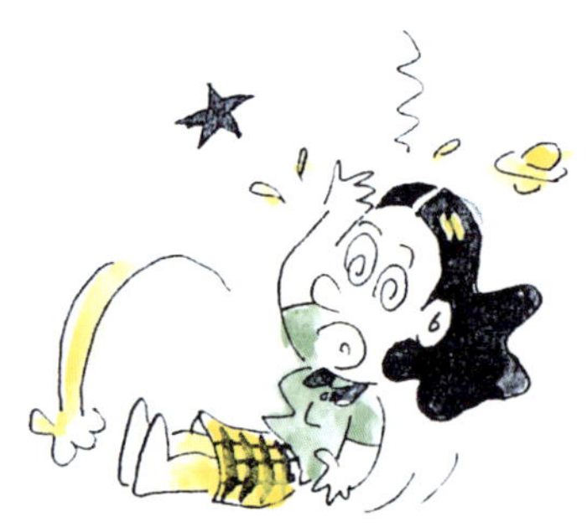

고혈압과는 달리 저혈압에 대해 아는 사람은 의외로 많지 않다. 저혈압으로 인해 고생하고 있다는 말을 하는 사람이 있는데 분명한 것은 수치상으로 혈압이 낮은 단순한 저혈압은 병이 아니라는 사실이다. 단 저혈압 가운데 다른 원인질환으로 인해 혈압이 떨어지는 기립성 저혈압이나 본태성 저혈압, 속발성 저혈압, 쇼크 등은 분명히 병이다.

저혈압이란 일반적으로 최고 혈압이 100mmHg, 최저 혈압이 60mmHg 이하인 경우를 저혈압이라고 말한다. 또한 기립성 저혈압은 누웠다가 일어날 때 수축기(최고) 혈압이 20mmHg, 확장기 혈압이 10mmHg 이상 떨어지는 경우를 말한다. 그러나 분명한 것은 이러한 혈압은 평소 일상생활에 전혀 지장이 없다는 사실이다.

원인 저혈압이 되는 원인은 매우 다양하다. 혈액량이 줄어들어 발생하는 쇼크, 심한 출혈, 구토, 설사로 인한 탈수, 화상으로 인한 체액의 감소, 심장에서 내보내는 혈액량이 부족해 심근경색·발작성 빈맥·심부전이 심할 때, 체내 혈액분포의 일차적 이상이나 심한 염증 등에 의해 발생하기도 한다.

본태성 저혈압은 아직 그 원인이 밝혀지지 않고 있다. 보통 체질적으로 야윈 사람이나 소식을 하는 사람, 기온이 높은 경우에 발생한다. 속발성 저혈압은 심장병이나 폐질환, 내분비 질환, 위장병, 감염증, 빈혈, 약물 등에 의해 발생한다.

증상 일반적으로 저혈압을 지나치게 염려해 병원을 찾는 사람이 많은데, 일부 환자를 제외하면 문제가 없다. 다만 다른 원인질환이 있는 경우에는 조심해야 한다. 일반적으로 피로와 현기증, 손발 냉증, 집중력·지구력 감소 등 전신 증상과 두통·어지러움·이명증·불면증 등의 정신신경증상, 호흡곤란과 식욕감퇴, 변비, 설사, 복통 등이 동반되기도 한다.

기립성 저혈압의 경우 평소에는 아무런 증상이 없다가 갑자기 일어나는 경우 실신하게 되는데, 이럴 때 옆으로 뉘어 놓으면 회복된다는 게 특징이다. 그러나 저혈압은 그 자체만으로는 큰 위험이 되지 않지만 빈혈이나 심장병·동맥경화증·폐질환·내분비질환 등 다른 원인질환으로 인해 발생하는 경우가 많아 조심해야 한다.

저혈압의 종류 앉아 있다기 갑자기 일어날 때 심한 어지러움을 느끼고 이러한 몸의 변화에 따라 혈압의 차이를 보이는 경우를 기립성 저혈압이라고 말한다. 기립성 저혈압은 그 증상이 비교적 명확하다. 특히 아침에 잠자리에서 갑자기 일어날 때 심한 어지러움을 느끼는 증상을 보인다.

또 정상인에서 흔히 보이는 신경 매개성 실신은 외부 자극에 의해 몸의 자율신경계가 부적절하게 반응해 일시적으로 혈압이 심하게 떨어지거나 심장이 느리게 뛰면서 발생한다. 즉 오랫동안 서 있거나 화장실에서 소변이나 대변을 보다가 갑자기 속이 메스껍고, 가슴이 답답하고, 온몸에 힘이 빠지면서 앞이 캄캄해져 쓰러진다.

따라서 예기치 않게 속이 메스껍고, 가슴이 답답하면서 앞이 캄캄해지고 의식을 잃고 쓰러지는 경우 등에는 진단을 위한 검사나 증상의 재발 방지를 위한 교육 및 치료가 필요하다.

치료 합병증에 의한 저혈압을 치료하기 위해서는 기본적으로 규칙적인 생활로 몸의 균형 및 안정을 유지해야 한다. 적당한 운동과 충분한 휴식으로 건강한 상태를 유지하고 소화·흡수기능을 향상시켜야 한다. 저혈압에는 고칼로리와 고단백의 영양섭취가 중요하다.

단 약물 사용은 반드시 전문의와 상의하고, 오·남용은 금물이다. 명심해야 할 것은 약물 사용에 앞서 반드시 건강한 생활과 식사요법을 먼저 실시한 다음에 약물요법은 보조수단으로 사용해야 한다는 점이다.

대사증후군

성인병 발생 근본 원인
인슐린과 깊은 관계

50대 중반의 회사원 김씨.
그는 40대 중반에 찾아 온 당뇨병을 치료하기 위해
정기적으로 병원에서 진료를 받던 중 어느날 주치의로부터 갑자기
고혈압과 함께 협심증 증세도 있다는 충격적인 소리를 들었다.
당뇨병과 함께 고혈압·심장병도 함께 치료해야 하는 상태가 됐다.

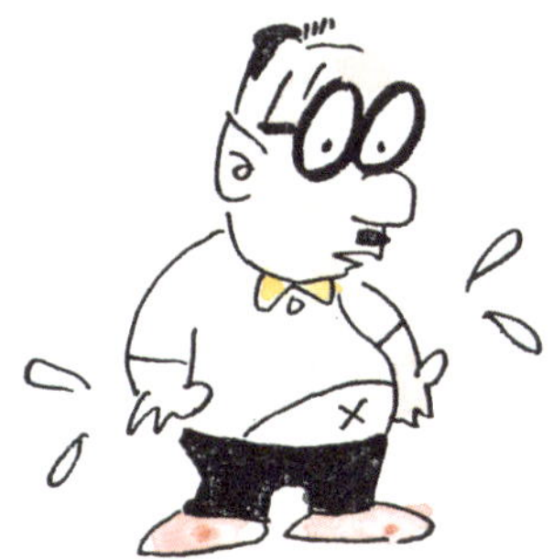

50대 중반의 회사원 김씨. 그는 40대 중반에 찾아 온 당뇨병을 치료하기 위해 정기적으로 병원에서 진료를 받던 중 어느날 주치의로부터 갑자기 고혈압과 함께 협심증 증세도 있다는 충격적인 소리를 들었다. 당뇨병과 함께 고혈압·심장병도 함께 치료해야 하는 상태가 됐다.

김씨와 같이 요즘 병원을 찾는 환자들에게 당뇨병과 고지혈증·중풍·협심증·고혈압 등 성인병에 걸렸다는 진단을 내리는 경우를 쉽게 볼 수 있다. 특히 50대 이후에 갑자기 찾아 오는 경우가 많다.

생활습관병이라고도 부르는 각종 질환들인 당뇨병·고혈압·고지혈증·중풍·협심증 및 심근경색증 등을 일으키는 원인을 대사증후군이라고 부른다. 즉 건강이라는 나무에 열리는 당뇨병과 고혈압·심장병 등 각종 열매는 병들어 썩은 열매이지만 이 열매는 건강이라는 나무의 뿌리 주변 토양이 나쁘다든지 아니면 뿌리 자체가 제대로 기능을 발휘하지 못해서 발생한다. 한마디로 대사증후군이란 이 뿌리에 해당한다고 보면 된다. 따라서 모든 성인병 발생의 근본 원인은 대사증후군이다.

왜 발생하는가 지금까지 각종 성인병은 서로 다른 원인에 의해 발생하는 것으로 알려져 왔다. 그러나 최근 연구결과 이들 각종 성인병은 같은 뿌리에서 출발한다는 사실이 드러났다. 특히 이 대사증후군의 원인은 우리 몸의 세포에서 정상적인 인슐린 작용이 크게 줄면서 발생하는 인슐린 저항성이란 신진대사 이상으로 발생한다는 사실도 확인됐다. 또 인슐린 저항성은 비만과 과식, 운동부족, 스트레스, 잘못된 생활습관 등이 원인인 것으로 알려져 있다. 대사증후군은 이 같은 인슐린 저항성이나 공복 시 혈당 수치가 110mg/dl 이상이고 126mg/dl 미만인 경우가 고혈압·고지혈증·비만(복부비만) 등과 함께 나타나는 경우를 말한다. 즉 고혈압·고지혈증·당뇨병·뇌졸중·심근경색 등 각종 성인병이 한사람에게 동시다발적으로 발병하는 증상이다. 대사증후군은 제2형 당뇨병이나 심혈관질환의 위험성도 높이는 것으로 알려져 있다.

진단 대사증후군은 각각의 요소들이 한 환자에게서 모두 나타나는 것이 아니고 나타나는 양상도 다양해 임상적으로 대사증후군 환자를 진단하는 것은 쉽지가 않다. 그러나 최근 미국의 콜레스테롤 교육프로그램(NCEP)은 허리둘레 남자 102cm(한국 90cm), 여자 88cm(한국 80cm) 이상의 복부비만 중성지방 150mg/dl 이상의 고중성지방혈증 남자 40mg/dl 이하, 여자 50mg/dl 이하의 HDL-콜레스테롤 130mg/dlg 이상의 고혈압 공복 혈당 110mg/dl 이상 중 3가지 이상이 해당되면 환자로 분류한다. 이 같은 미국의 기준을 적용할 경우 우리나라 성인 10명 중 2명꼴인 15~25%가 대사증후군을 갖고 있을 것으로 의학계는 추정하고 있다.

치료와 예방 최근 각종 성인병의 원인이 같은 뿌리에서 출발하는 것으로 알려지면서 이에 대한 치료방법 역시 좀더 적극성을 갖게 됐다. 즉 이들 성인병의 원인이 대사증후군에서 출발했고, 이 대사증후군도 인슐린 저항성이라는 우리 몸의 신진대사 이상으로 발생하고 있는 만큼 이에 대한 적극적인 치료방법 및 예방법을 권고하고 있다.

대사증후군은 당뇨병과 심혈관 질환의 위험성이 높아 치명적인 상태에 이르기도 한다. 따라서 환자로 판정되면 체중조절·운동·금연 등의 생활습관 치료법을 먼저 적용하고, 적절한 약물요법을 시행하는 것이 가장 중요한 치료법이다.

특히 대사증후군은 비만이 가장 근본적인 원인인 만큼 운동을 통한 비만의 방지가 대사증후군 예방에 도움이 된다. 또한 정신·육체·환경적 요인을 잘 조절하는 것도 중요하다. 즉 스트레스가 쌓이지 않도록 마음을 편안하게 하고 규칙적인 운동으로 정상 체중을 유지하는 것이 중요하다.

우리 몸에 발생하는 인슐린 저항성은 비만과 과식, 운동부족, 스트레스, 잘못된 생활습관 등으로 인해 발생하는 질환이므로 이에 적극적으로 대처해야 한다. 아직 성인병 증상이 없다 하더라도 땅속 뿌리에 해당하는 대사증후군은 이미 시작됐을 수 있고, 나중에 성인병이라는 썩은 열매가 열리게 된다는 점을 명심하고 뿌리에서부터 예방·치료하는 것이 중요하다.

만성기침

3주 이상 콜록콜록
자가진단은 금물

'콜록, 콜록….'
계속되는 기침으로 고생하는 사람이 많아지고 있다.
대개 기침 하면 떠오르는 질환은 감기다.
감기는 주로 코·목·귀·기관지 등에 바이러스가 침입해 생기는 전염성 질환으로
남녀노소를 가리지 않고 가장 많이 생기는 질환이다.

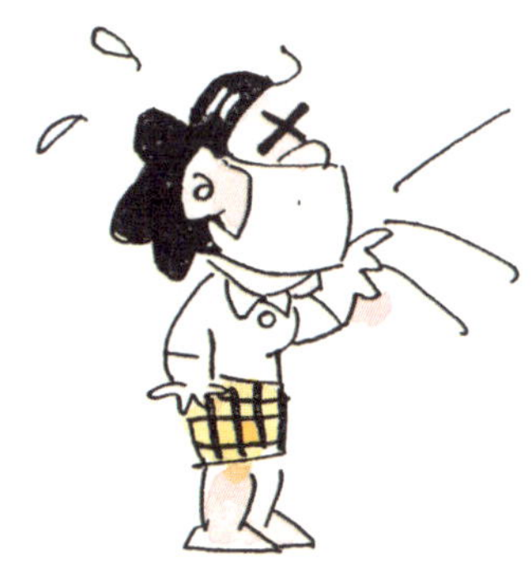

'콜록, 콜록….'

계속되는 기침으로 고생하는 사람이 많아지고 있다. 대개 기침 하면 떠오르는 질환은 감기다. 감기는 주로 코·목·귀·기관지 등에 바이러스가 침입해 생기는 전염성 질환으로 남녀노소를 가리지 않고 가장 많이 생기는 질환이다. 특히 밤낮의 기온차가 심할 경우나 계절이 바뀔 때 걸리기 쉬운데 특별한 합병증이 없는 한 발생 1~2주면 회복된다.

그러나 감기의 증상 가운데 하나인 기침은 다르다. 보통 기침은 기도에 들어온 이물질 등을 제거하기 위한 생리적인 반응이지만 비정상적인 기침은 호흡기에 문제가 있어서 발생하는 것으로, 크게 보면 우리 몸에 이상이 생겼다는 사전 경고로 해석된다.

일반적으로 기침이 3주 이상 지속될 경우를 만성기침으로 정의한다. 만성기침을 치료하지 않고 방치하면 큰 고통을 주기도 한다. 만성기침은 단순한 증상 치료만이 아니라 원인을 조사한 다음 치료해야 한다.

원인 기침이 3~8주 지속되는 만성기침은 감기에 걸린 다음 계속해서 나오는 경우와 세균이 코 부근의 뼈에 감염된 경우, 천식 등으로 발생하는 경우로 구분된다. 보통 감기에 걸린 다음 2~3개월 가는 기침이 거의 절반을 차지할 정도로 가장 많으며, 이런 환자 3명 중 1명은 아무런 치료 없이 저절로 좋아진다.

만성기침은 코와 목에서 분비되는 점액이 인두에 고이거나 목으로 넘어가는 느낌이 생기는 후비루증후군과 기관지 천식, 위식도 역류, 만성기관지염이 대부분을 차지한다. 이 가운데 후비루증후군이 전체 만성기침 환자의 40% 정도다. 이어 기관지 천식이 30~40%, 나머지는 위식도 역류와 만성기관지염의 순이다. 극히 드물지만 기관지 확장증이나 간질성 폐질환, 기관지 결핵 등으로 발생하기도 한다.

진단 가장 중요한 것은 환자와 의사 사이에 기침과 관련된 자세한 내용이 오고 가야 한다는 점이다. 이때 기침 기간과 특성, 많이 발생할 때와 악화된 원인, 객담의 양·모양, 콧물·재채기 등의 증상과 가슴통증 여부, 목소리 변화, 천식 여부, 전신증상 동반 여부 등을 자세히 말해야 한다. 이를 통해 흉부 엑스레이 검사를 하고, 이상이 발견되면 CT촬영·기관지경검사·객담검사 등을 실시한다. 흉부 엑스레이 검사 등에서 별다른 이상이 발견되지 않으면 일단 후비루증후군이나 천식, 위식도 역류 등의 순으로 의심해봐야 한다.

치료 만성기침 환자는 우선 기침의 횟수를 줄이거나 강도를 약하게 하기 위해 흔히 거담제나 기침억제제를 사용한다. 그러나 이런 약제는 어디까지나 일시적인 효과를 볼 수 있는 것이다. 따라서 근본적인 치료를 위해서는 원인을 살펴 그에 맞는 치료를 해야 한다. 가장 많은 후비루증후군의 경우 항히스타민제와 비강 스테로이드 분무제를 많이 사용한다.

기관지천식은 일반적인 천식과 비슷해 흡입용 기관지 확장제로 조절하고, 급성이면서 악화된 경우에는 스테로이드제를 사용한다. 위식도 역류는 고단백과 저지방 식이 및 몸무게 조절이 필수이며, 취침 2시간 전부터는 금식해야 한다. 카페인·술·초콜릿·담배는 반드시 피해야 한다. 취침 시에는 베개를 20cm 정도 높이는 것이 좋다. 약은 위산분비 억제제나 위장운동 조절제 등을 사용하고, 이 같은 치료에도 효과가 없으면 수술까지 고려해야 한다.

수면무호흡증과 코골이

아침마다 두통 호소 심하면 성생활 장애

불면증과 함께 가장 흔한 수면장애가 수면무호흡증 이른바 '코골이' 다.
코를 심하게 고는 것은 잠자는 중에 숨쉬는 데 문제가 있다는 것을 말한다.
즉 잠자는 동안에 좁아진 기도로
억지로 숨을 쉬기 때문에 코를 고는 현상이 일어나는 것이다.

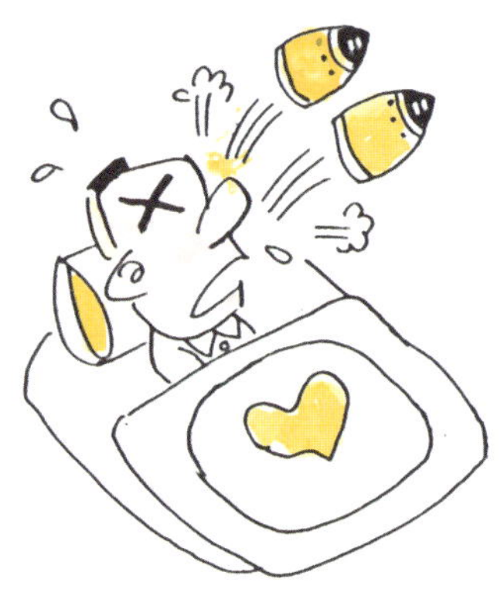

불면증과 함께 가장 흔한 수면장애가 수면무호흡증 이른바 '코골이'다. 코를 심하게 고는 것은 잠자는 중에 숨쉬는 데 문제가 있다는 것을 말한다. 즉 잠자는 동안에 좁아진 기도로 억지로 숨을 쉬기 때문에 코를 고는 현상이 일어나는 것이다. 우리나라 성인 10명 중 적게는 1명에서 많게는 3명까지 코를 곤다. 이들 중 약 절반은 수면 중에 심근경색증·뇌졸중이 발생하거나 사망에까지 이를 수 있는 '수면무호흡증' 환자라고 보면 된다. 잘 때 코를 심하게 골다가 갑자기 조용해지고 숨을 쉬지 않다가 조금 지나서 숨을 크게 몰아쉬는 증상이 있으면 수면무호흡증을 의심해봐야 한다. 이런 환자와 함께 자는 사람 역시 수면장애에 시달리고, 부부 사이가 나빠져 각각 다른 방에서 자기도 한다.

진단 수면무호흡증이란 잠자는 중에 코를 골다가 숨을 10초 이상 쉬지 않아 공기의 흐름이 완전히 멈추는 증세가 수면 1시간당 5번 이상 나타나거나 7시간 이상 잠자는 시간에 30회 이상 나타나는 질환을 말한다. 또 숨쉬는 정도인 호흡량이 정상보다 50% 이상 줄어드는 경우를 무호흡 또는 저호흡이라고 하며, 이런 증상이 1시간에 5번 이상 발생할 때 수면무호흡증으로 진단한다. 수면무호흡증 환자는 수면 중 호흡을 제대로 못하고, 산소부족증에 빠지게 된다. 또한 무호흡이 있을 때마다 깨게 되어 수면의 질이 매우 나빠지고, 불면증도 호소한다. 이로써 밤에 숨이 막히는 느낌이 들고, 화장실을 자주 찾게 되는 야뇨증까지 생기기도 한다.

수면무호흡증 환자의 부작용 이런 환자들은 거의 예외없이 아침에 일어나기가 매우 힘들고, 몸과 정신의 피로가 풀리지 않은 상태로 깬다. 때문에 아침에 머리가 맑지 않아 두통을 호소하는 경우도 많다. 낮에 매우 졸리며, 정신을 집중하지 못하고 기억장애도 초래된다. 일상생활에 장애가 오며, 화를 잘 내고 불안 또는 우울 증상을 보여 가족이나 직장 동료들이 어려움을 느끼게 된다. 특히 운전 중에 조는 경우가 많아 교통사고의 위험성이 3~5배 증가한다. 수면무호흡증이 오래되면 성생활에 문제가 생기고, 혈압도 올라간다. 또 심부전·부정맥·심근경색증·뇌졸중 등이 발생할 수 있다. 코를 심하게 골거나 수면 중 숨을 멈추는 현상이 있으면, 수면장애 클리닉을 찾아가 검사 및 치료를 받아야 한다.

왜 코를 고는가 잠을 잘 때는 기도를 싸고 있는 근육들이 늘어지는데, 그 정도가 심하면 숨쉬기가 어려워져서 코골이와 수면무호흡증이 발생한다. 기도가 다른 사람보다 좁은 경우 기도의 근육이 많이 늘어지지 않아도 숨이 막힐 수 있다. 이렇게 기도가 막혀서 무호흡이 발생하는 경우를 '폐쇄성 무호흡증'이라고 한다. 기도가 좁아지면 코를 골기 시작하다가 막히면 숨을 안 쉰다. 환자는 코를 골다가 조용해지기를 반복한다. 무호흡증이 심한 경우는 수면시간 중 70~80%는 숨을 안 쉬므로, 가끔 숨을 몰아쉬거나 코를 살짝 골기만 한다. 또는 좁은 기도로 억지로 숨을 쉬기 때문에 매우 힘들게 숨을 쉬는 양상을 보인다. 술을 마시거나 수면제·안정제 등을 복용하면 수면무호흡 증세가 더욱 심해지므로 절대 금물이다. 대부분 생활을 하는 낮 시간이나 깨어 있을 때는 기도의 이상 소견을 찾기가 어렵다.

그러나 유난히 턱이 작거나, 혀나 편도선이 큰 경우, 목젖이 길게 늘어져 있는 사람은 이로 인하여 수면무호흡증이 발생할 수 있다. 대개 뚱뚱한 남자에게 더 많지만 폐경기 후의 여성에게서도 적지 않게 나타난다. 드물게 기도가 막히지 않은 상태에서 숨을 쉬게 명령을 내리는 호흡중추가 일시적으로 작동을 멈춰 무호흡증이 초래될 수 있는데, 이를 '중추성 무호흡증'이라고 한다.

수면장애의 종류는 약 90가지이므로, 증상만으로 조급히 자가진단을 내리는 것은 위험하다. 코를 심하게 고는 사람이나 수면 중에 숨이 멎는 증상이 있는 사람은 수면장애 클리닉에서 진료 및 수면다원검사로 정확한 진단을 받는 것이 매우 중요하다.

치료법 체중감량은 효과적 치료방법 가운데 하나다. 수면무호흡증의 치료는 체중감량과 규칙적인 운동에서 시작된다. 일반적으로 체중을 10% 줄이면, 수면무호흡증이 약 50% 감소한다. 체중을 줄이기 위해서는 매일 1시간 정도의 수영이나 조깅 등 운동을 하며, 간식을 줄이고 저녁식사를 적게 하도록 전문의들은 권고한다. 또 술과 담배는 코골이와 수면무호흡증을 심하게 하므로 금주와 금연이 절대 필요하다.

코를 골아 수면부족에 시달리다 보면 자주 수면제나 안정제를 먹는데, 이럴 경우 오히려 증상을 악화시키므로 수면장애 전문의와 상의없이 복용해서는 안된다. 다른 질환으로 복용하는 약물도 무호흡 증세를 심하게 할 수 있으므로 주의한다. 수면무호흡 증세를 줄이기 위해서는 옆으로 자는 습관을 들이는 것도 좋다. 잠잘 때 입는 속옷의 뒷면에 테니스 공을 두개 꿰매어 착용하고 잠을 자면 등이 배겨서 옆으로 자게 된다. 이러한 훈련을 약 3개월간 하면 자연스럽게 옆으로 자게 된다. 그래도 조절이 안되는 심한 수면무호흡증에는 지속적인 기도양압술이 효과적인 치료법이다. 즉 잠을 자는 동안 코에 산소마스크 같은 것을 끼고 자는 방법인데, 코로 공기를 넣어줘 수면 중에 기도가 계속 열린 상태가 되도록 하는 방법이다. 치료 효과는 100%이며, 가장 많이 사용되는 치료법이다.

또 마우스 피스처럼 생긴 구강 내 보조장치를 입 속에 넣고 자면 도움이 되는데, 치료 성공률은 약 30%로 알려져 있다. 처음에는 입이나 코에 무엇을 물거나 끼고 자는 게 무척 거추장스러우나 익숙해지면 큰 불편 없이 숙면할 수 있다. 중추성 무호흡증이나 약한 폐쇄성 무호흡증에서는 호흡을 다소 촉진하는 약을 사용할 수도 있으나 효과가 좋은 편은 아니다.

이상과 같은 방법으로도 치료가 되지 않을 때 수술 치료를 생각할 수 있는데, 수면무호흡증을 일으키는 원인 부위가 수술 치료에 알맞고 심하지 않은 경우에만 추천한다. 또한 수술 성공률은 30% 정도이므로, 수술 후에는 반드시 수면다원검사를 다시 해서 수면무호흡증이 치료되었는지 확인해야 한다.

척추결핵

디스크로 오해소지
여성에게 많이 발생

결핵은 가난 때문에 제대로 먹지 못했던 시대에
창궐했던 질병으로 알고 있는 사람이 많다.
하지만 아직도 세계적으로 매년 200만명이
결핵으로 목숨을 잃을 만큼 그 위세는 대단하다.

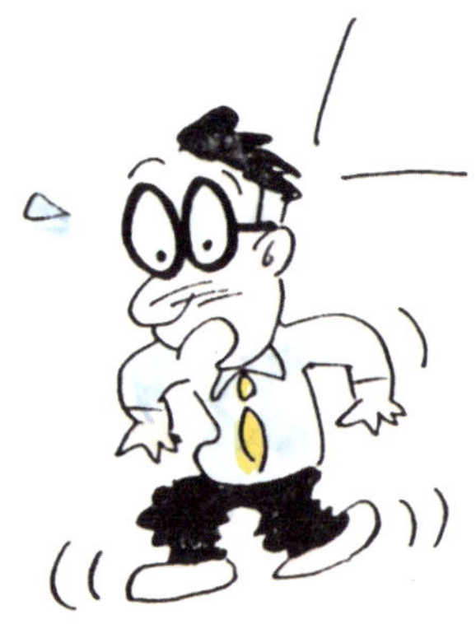

결핵은 가난 때문에 제대로 먹지 못했던 시대에 창궐했던 질병으로 알고 있는 사람이 많다. 하지만 아직도 세계적으로 매년 200만명이 결핵으로 목숨을 잃을 만큼 그 위세는 대단하다.

또한 많은 사람들이 우리나라에서 결핵은 없어졌거나 희귀할 것으로 잘못 알고 있는데, 실제로는 결핵 환자가 최근 증가하는 추세로 돌아섰다. 보건복지가족부의 통계에 따르면 우리나라의 활동성 결핵 환자는 2007년 말 현재 14만2,000명으로 국민 341명당 1명이 결핵 환자일 정도로 흔한 질병이다.

특히 최근에는 남자보다 여자 환자가 크게 늘고 있고, 새로 발생하는 결핵 환자의 연령 분포도 20대와 30대 환자가 전체 신고 환자 중 35.6%에 달해 젊은 환자가 많은 후진국형 양상을 띠고 있다.

결핵 환자의 증가에 따라 척추결핵 이른바 결핵성 척추염 환자도 함께 늘어나고 있다고 의학계는 보고 있다. 척추결핵은 일명 포트씨병이라고 불리며, 결핵균에 의해 발생하는 척추의 만성 염증성 질환이다. 대부분 폐 또는 임파절 등 다른 장기의 결핵으로부터 결핵균이 혈류를 통해 이동해 발생한다. 폐가 아닌 다른 곳에 결핵이 전염된 경우가 전체 결핵의 10~15% 정도를 차지하고, 이 중 10% 정도가 골관절의 결핵이며 골관절결핵의 50~60%가 척추결핵으로 알려져 있다.

증상 식욕부진과 체중감소 · 미열 · 피로감 · 의욕감퇴 등의 전신적 증상을 보인다. 병변 부위는 누르면 통증이 있고, 통증과 근육의 긴장으로 척추운동이 상당히 어려워 척추를 제대로 움직이지 못하는 강직 소견을 보인다. 때문에 스스로 허리디스크라고 진단해 이에 대한 자가치료 등을 하다 병을 키우기도 한다. 병이 진행하면서 척추 변형, 특히 척추 후만 변형을 일으키고 질병 부위에 고름집(농양)이 나타난다.

척추에 병이 진행되면서 하반신 마비가 오는 경우도 있는데, 이를 포트마비라고 부른다. 포트마비는 척추결핵의 가장 심각한 합병증 가운데 하나로 약

10~30% 환자들에게서 나타난다. 흉추(가슴뼈) 중간이나 그 윗부분 결핵일 때 잘 생긴다. 이는 흉추 상·중부에 있는 척추관이 척수에 비해 좁고, 흉추는 뒷부분으로 굽어 척수에 공급되는 혈류가 상대적으로 부족하기 때문에 발생한다.

신경 증세로는 다리 근육 및 관절 근육의 수축과 이완이 교대로 나타나면서 경련을 일으킨다. 이어 운동 마비가 나타난 후에 감각신경 장애를 보인다.

원인 결핵균의 감염에 의해 발생하며 처음에는 척추의 몸통에서 일어난다. 결핵이 서서히 진행되면서 국소적인 골 파괴와 위축이 나타나고, 약해진 척추는 압박에 의해 더 함몰되고 점차 후방 각 변형을 일으킨다.

결핵균이 침입한 곳에서 생긴 고름집은 처음에는 척추에만 존재하지만 척추가 무너지고 파괴되면서 앞쪽 또는 뒤쪽으로 확산된다. 앞쪽으로 확산된 고름집은 전종인대 밑에 고여 척추 주위에 고름집을 형성한다. 근막이나 신경 또는 혈관을 따라서 흘러나와 피하 농양이나 배농성 누공을 형성할 수도 있고, 뒤쪽으로 확산된 농양은 척수를 공급하는 동맥을 차단하거나 직접 척수를 침범해 신경 증상을 나타낼 수도 있다.

진단 일반적인 환자는 임상증상에서부터 방사선 촬영과 병리검사 등으로 진단하는데, 혈액 검사상 백혈구의 증가와 혈구 침강 속도의 증가가 나타난다. 골 주사 검사는 척추의 병변 유무를 조기에 확인하는 데 도움을 주며 CT·MRI촬영은 척추의 파괴 정도와 범위, 주변 조직의 변화, 고름집의 유무, 척수의 침범 여부 등을 판정하는 데 많이 이용하고 있다.

치료 환자의 나이, 전신 상태, 병의 진행 정도 등에 따라 여러 가지 치료 방법이 있다. 일반적으로 항결핵제 투여와 함께 보존적 또는 수술적 요법으로 치료한다. 물론 몸의 건강 상태를 개선하기 위한 영양 개선, 안정은 기본적으로 실시한다.

보존적 치료는 석고붕대나 보조 장구로 병변 척추를 외부로부터 고정하고 항결핵 요법을 병행하면서 보행은 허용한다. 소아나 골 파괴가 적은 초기 환자에게 좋은 방법이다.

　수술적 치료로는 과거에는 후궁 절제술, 척추 후방 고정술, 병소 소파 및 배농술, 늑골 척추 횡돌기 절제술 등을 이용했으나 최근에는 거의 사용하지 않는다. 요즘 주로 이용되는 수술방법은 추체 병소 절제술, 전방 유합술, 척추 전후방 유합술 등이다.

　중요한 점은 일단 마비가 오면 하루라도 빨리 수술을 받는 것이 바람직하다. 척추결핵은 보통의 척추질환과는 달리 가슴이나 배를 통해 수술하는 것이 효과적이다. 대부분의 경우 척추뼈와 디스크만이 아니라 주변 조직에도 결핵이 퍼져 고름집을 만들고 있기 때문이다.

　일반적으로 배나 가슴에서 하는 수술은 등이나 허리에서 하는 수술보다 크고 어렵다. 최근에는 내시경이나 현미경 등을 이용, 적게 절개하고 수술해 회복을 훨씬 앞당길 수 있게 됐다.

관절염

꾸준히 운동해야
뼈마디 '오케이'

평소 관절염이 있는 사람들은 추운 날씨에 특히 주의해야 한다.
우리 몸의 근육과 관절은 날씨가 추우면 경직과
혈관의 수축 등으로 많은 변화를 겪기 때문이다.
이런 상황을 무시하고 무리한 일이나 운동을 하다가
사고를 당하는 경우가 종종 있다.

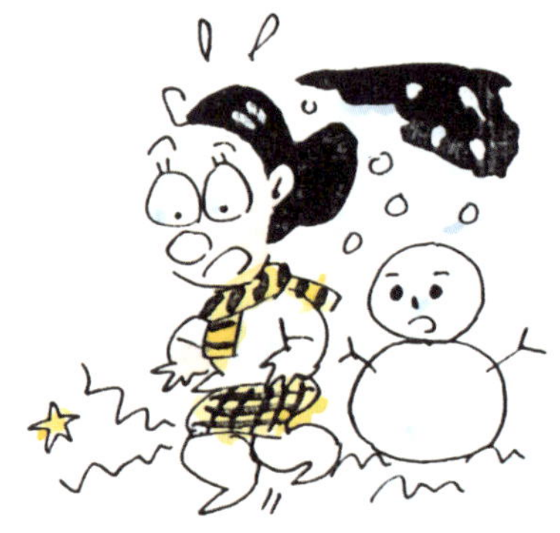

평소 관절염이 있는 사람들은 추운 날씨에 특히 주의해야 한다. 우리 몸의 근육과 관절은 날씨가 추우면 경직과 혈관의 수축 등으로 많은 변화를 겪기 때문이다. 이런 상황을 무시하고 무리해서 일이나 운동을 하다가 사고를 당하는 경우가 종종 있다. 관절염에는 크게 관절이나 연골이 오랜 세월 동안 닳아 생기는 퇴행성 관절염과 발병 원인이 불분명하고 나이ㆍ활동성에 무관하게 발병하는 류머티즘성 관절염이 있다. 일단 관절염이 생기면 큰 고통을 초래하고 심할 경우에는 정상적인 생활을 하기가 어려울 정도이므로 꾸준한 관심을 가지고 관절기능 보존에 노력해야 한다. 특히 춥다고 몸을 움직이지 않으면 관절에 좋지 않으므로 천천히 산책을 하거나 실내에서도 수시로 유연성 운동을 해주는 것이 좋다.

퇴행성 관절염

관절을 형성하는 물렁뼈가 손상되고 닳아 없어지면서 생기는 관절염으로 물렁뼈가 없어지게 되면 관절통과 관절의 변형이 온다. 관절염 종류 가운데 가장 흔하며 65세가 넘으면 전체 노인의 절반 이상에서 발견된다.

증상 가장 흔한 것은 무릎 통증과 손가락 마디가 굵어지는 증상이다. 무릎의 경우 처음에는 계단을 오르내릴 때 한쪽만 시큰거리고 아프다가 진행되면 평지를 걸을 때도 통증을 느낀다. 한쪽이 아파서 반대쪽에 몸무게를 싣게 되면 바로 반대쪽에도 증상이 나타난다. 손가락 관절염의 경우 주로 맨 끝마디에 변형이 나타나며 무릎과는 달리 처음에는 통증이 없다가 몸을 많이 움직이고 난 오후나 저녁 시간에 심해지는 경우가 많다.

치료 약보다는 일상생활에서 건강수칙을 지키는 것이 더 중요할 때가 많다. 대표적인 예가 체중 조절이다. 체중이 단 5kg만 빠져도 퇴행성 관절염의 진행이 현저히 느려진다는 보고가 있다. 운동도 매우 중요하다. 다리 근력이 강화된 환자는 퇴행성 관절염의 진행이 느려지고 통증도 훨씬 덜하다. 다리 근력의 강화에는 자전거 타기나 평지 걷기, 수영 등이 좋다. 약물 치료의 핵심은 얼마나 관절통을 잘 잡느냐 하는 것으로 평가한다. 일반적으로 타이레놀계의 진통 효과만 있는 약과 비스테로이드성 소염제라고 하는 염증 억제·진통 작용을 모두 하는 종류로 나눈다.

류머티즘성 관절염

여성이 남성보다 3~4배 정도 많은 만성적 전신 질환으로 적절하게 치료하지 않으면 관절 장애를 유발한다. 특히 겨울에는 관절이 아프고 부으며, 뻣뻣한 증상과 함께 관절 주변의 조직뿐만 아니라 다른 장기에도 만성적인 염증을 일으킨다.

증상 눌러보거나 만지면 통증이 심해지고, 관절에 물이 차서 붓게 된다. 아침에는 관절과 전신이 뻣뻣한 느낌이 적어도 1시간 이상 지속되며 병이 심할수록 더 길어지고 심지어는 정오를 넘어서도 계속된다. 주로 손이나 발의 작은 관절에 대칭적으로 나타나며, 3개 이상의 관절을 침범하는 다발성 관절염 형태를 보인다. 심해지면 관절이 파괴돼 변형을 일으키며, 불구가 될 수도 있다. 관절 외 증상으로 침이나 눈물이 잘 나오지 않는 쉐그렌증후군, 신경염, 혈관염, 폐의 여러 가지 장애(늑막염·간질성 폐렴·결절 등), 피하 결절 등이 동반된다.

치료 한두번의 수술이나 물리치료로는 류머티즘성 관절염을 해결할 수 없기 때문에 약물치료를 주 치료로 하고, 물리치료 및 운동요법, 심한 경우에는 수술적인 치료를 병행한다. 약물치료는 소염진통제·스테로이드 호르몬제·항류머티즘제제를 사용해 치료하고 있다. 발병 기전이 정확히 알려져 있지 않아 예방할 수 있는 방법이 현재로선 없고, 이상 증상을 보일 때 조기 진단을 통해 치료하는 것이 최선의 방법이다.

골절상

고령노인에 치명적
조심 또 조심

평소 건강한 뼈를 만드는 것이 골절로부터 벗어나는 가장 좋은 치료법이다.
골절 예방에 중요한 요소는 골 조직을 튼튼하게 해주는 음식섭취와
근력과 반사신경을 훈련할 수 있는 적절한 운동이다.
또한 넘어지는 것을 예방하기 위한 주변의 환경 정비가 중요하다.

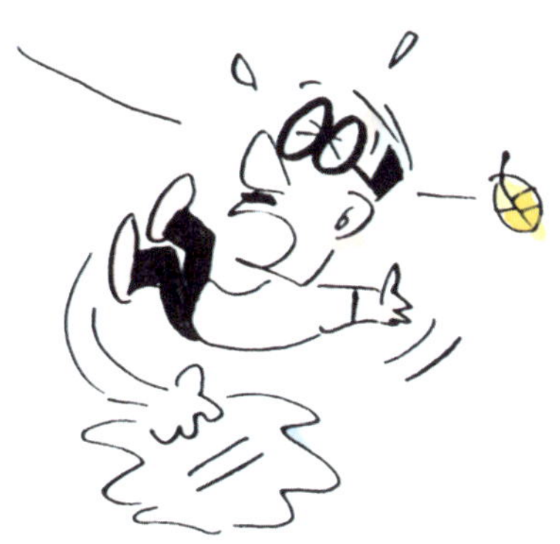

건강과 관련해서 '겨울' 하면 떠오르는 단어 가운데 하나가 뼈가 부러지거나 다치는 '골절' 이다. 겨울은 '미끄러짐의 계절' 로 '골절' 이 가장 많은 때다. 특히 겨울은 추위로 인해 누구나 움츠러들기 때문에 근육이나 관절의 유연성이 떨어지고, 일조량이 적어 자연히 밖에 나가는 일도 줄어들게 된다. 노인들은 비타민 D의 생성이 줄어 골다공증을 악화시킬 수도 있으며, 걸려 넘어지거나 미끄러져 젊은 이들도 쉽게 골절상을 입을 수 있다.

골절상 어떻게 해야 하나 골절상은 팔과 다리를 약간 움직일 경우 별다른 증상을 느끼지 못하지만, 좌우 상하로 크게 움직이면 통증이 심하다. 통증과 부은 부위가 쉽게 가라앉지 않을 경우에는 일단 골절상을 의심해볼 수 있다. 가정에서는 이럴 경우 골절이 의심되는 부분을 움직이지 말고, 가능하면 부목을 대서 고정시켜 주는 것이 좋다. 출혈이 있으면 깨끗한 손수건이나 붕대·거즈 등으로 지혈한 후 부목으로 고정시킨다. 부목을 대는 방법은 부목 길이를 골절 부위의 상하 관절 사이 길이보다 조금 길게 대야 하며, 부목이 없을 경우에는 주위에서 나무토막이나 책 등을 대용품으로 사용하면 된다. 병원으로 환자를 옮기는 도중 골절 부위가 심하게 부어오르거나 통증이 심하면 냉찜질을 한다. 부목은 가능하면 수평이 되도록 한다. 이 과정에서 환자나 보호자가 임의로 뼈를 맞춰서는 안되며, 수술에 대비해 음료수나 음식물을 먹는 것도 피해야 한다.

손목 골절 눈이 온 후 손목 골절 등으로 정형외과를 찾는 중년 아주머니와 아저씨들을 쉽게 볼 수 있다. 대부분 미끄러지면서 손을 짚어 발생하며 보통 4~6주가량 석고 고정으로 치료되지만 심한 변형을 일으킨 골절은 수술로 치료하기도 한다. 골다공증의 초기 골절로 대개는 50대 중반에서 60대 초반의 여성에게서 많이 발생한다. 이 중 20% 정도에서는 관절운동 장애나 변형, 근력 약화의 후유증을 겪기도 한다.

엉덩이 관절 주위 골절 60대 이후 노인들의 경우 미끄러짐에 의한 골절로 다리의 근력이 약해지고, 넘어지는 데 따른 반사신경이 둔해져 미처 손을 짚지 못하고 엉덩이 주위가 먼저 부딪히면서 발생되는 골절이 대부분이다. 이럴 경우 즉시 걷지 못하고 응급실을 찾는데, 이런 환자는 빨리 수술을 통해 고정시켜도 걷는 데 많은 문제가 생기고, 그 후유증으로 골절 발생 후 1년 안에 사망하는 경우도 10명 중 2~3명에 이를 정도로 무섭다. 때문에 골다공증은 단순히 뼈가 약해져서 쉽게 부러지는 병이 아니라 죽음을 가져오는 무서운 질병이다. 특히 고령자에게는 고혈압·당뇨 등 내과적 합병증들이 동반되어 있는 경우가 대부분이어서 수술에도 어려움이 많다.

발목을 삐었을 때 염좌는 관절을 이루는 뼈들을 서로 연결해주는 조직인 인대가 늘어나거나 찢어졌을 때 발생하는 질환으로, 발목염좌는 걷거나 운동을 하는 도중에 발을 헛디디거나 꺾일 때 자주 발생한다. 발목염좌는 대부분 48시간 안에 좋아지기 시작하며, 10~14일 정도가 지나면 정상으로 돌아온다. 그러나 증상이 심할 경우 탄력붕대나 부목을 이용해 고정시켜주거나 휴식을 취하는 한편 찬물이나 얼음주머니로 냉찜질을 하며 부은 것이 가라앉을 때까지 탄력붕대로 환부를 압박한다. 부은 다리는 심장보다 높이 들어올리면 회복에 많은 도움이 된다. 그러나 이런 방법을 통해서도 통증이나 부어오른 부위가 2~3일 안에 가라앉지 않고, 발목을 움직이기 어렵거나 골절이나 심한 인대 손상이 의심되면 병원을 찾도록 한다.

무릎을 삐었을 때 무릎에 발생하는 염좌는 대부분 운동이나 농사 등 힘든 일을 할 때 발생하며, 발목염좌보다 치료에 어려움이 많다. 무릎염좌도 48시간 안에 통증이나 부기가 가라앉기 시작하지만 완전히 회복되기까지 1~2개월이 걸리기도 한다. 무릎염좌가 발생하면 가능하면 빨리 찬물이나 냉찜질을 해야 통증이나 부기를 가라앉히는 데 도움이 된다. 그런 다음에 부은 부위가 가라앉을 때까지는 삔 다리를 들어올리고 부목 등으로 고정시키는 것이 회복을 도와주며, 탄력붕대를 감아주거나 소염진통제를 복용하는 것도 좋다. 특히 최소한 일주일 정도는 삔 다리를 쉬도록 하고 1~2개월 동안은 무리하는 것을 피해야 한다. 그러나 통증이나 부어오른 것이 48시간이 지나도 가라앉지 않고 멍이 들었을 경우, 통증이 너무 심해 몸무게를 지탱하지 못할 때, 무릎을 바로 펴지 못하거나 운동 중에 입은 상처인 경우에는 병원을 찾아야 한다.

안 부러지고 겨울나기 평소 건강한 뼈를 만드는 것이 골절로부터 벗어나는 가장 좋은 치료법이다. 골절 예방에 중요한 요소는 골 조직을 튼튼하게 해주는 음식 섭취와 근력과 반사신경을 훈련할 수 있는 적절한 운동이다. 또한 넘어지는 것을 예방하기 위한 주변의 환경 정비가 중요하다. 겨울에는 미끄러짐에 의한 낙상 방지에 노력해야 하는데, 특히 70대 이후의 연령층은 길이 미끄러운 날에는 되도록 외출을 삼가도록 한다. 부득이 외출을 해야 한다면 반드시 장갑을 끼고 지팡이를 사용하는 것이 좋다. 또 신발도 미끄러짐을 방지할 수 있는 신발을 신고, 장갑 없이 외출하면 날씨가 추워서 손을 주머니에 넣고 가다가 그 상태에서 넘어지면 넘어질 때 손을 짚을 수 없어 더 큰 골절을 일으키게 되므로 꼭 장갑을 착용한다.

척추관협착증

다리 · 엉덩이 저림
알고보니 '허릿병'

척추관협착증은 약을 먹거나 물리치료를 받는 것으로는
거의 효과를 보기 힘든 병이다.
나이가 들면서 자연스레 찾아오는 병이기도 한데
특히 허리를 많이 쓰는 농업인에게는 더욱 그렇다.
때문에 조기 진단과 치료가 필요하다.

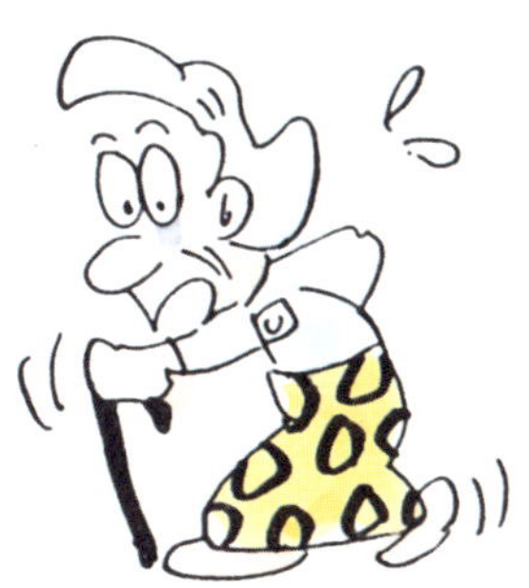

농촌에는 유난히 꼬부랑 할머니, 할아버지가 많다. 기계화가 많이 되었다지만 여전히 손으로 하는 농사일이 많고, 허리에 무리가 가는 일이 많아서다. 밭일처럼 쪼그리고 앉아 허리를 굽힌 자세로 오랜 시간 일하다 보면 허리가 아프다. 처음에는 쉬는 것만으로도 회복될 수 있으나 통증이 계속 쌓이면 어느새 다리와 발까지 아프고, 등을 앞으로 구부려 생활하는 것이 오히려 더 편한 '고질병'이 되고 만다. 나이 오십을 넘기기 시작하면서부터 자연스레 꼬부랑 할머니·할아버지가 되어가는 것이다.

다리가 아닌 허릿병 충북 음성에서 과수원과 논농사를 짓고 있는 임모씨(59)는 오래전부터 걸을 때마다 다리와 엉덩이쪽이 심하게 저리고 당겨서 바쁜 농사철에도 손을 놓고 구경만 해야 했다. 100m도 안되는 담배가게라도 가려면 다리에 힘이 풀려 서너차례 길가에 주저앉아 쉬어야 했다. 침을 맞고 부항을 뜨는 등 안해본 민간요법이 없을 정도였지만 모두 허사였다. 그러다 지난해 추석 때 온 자녀들의 성화에 못이겨 병원을 찾았다. 이유는 뜻밖에도 다리가 아닌 허리쪽에 있었다. '척추관협착증'으로 진단받고 수술을 받았는데, 지금은 진작 수술을 서두르지 않은 것을 후회할 정도라고 한다. 무거운 걸 드는 일만 일부러 피하고, 어지간한 농사일은 예전처럼 할 수 있게 되었기 때문이다.

노년층은 디스크보다 환자 2~3배 많아 척추관협착증은 척추신경이 지나가는 통로(척추관)가 주변 척추뼈와 인대가 노화되고 두꺼워지면서 좁아져 이 관을 통해 지나가는 신경이 눌려 생기는 병이다. 눌리는 허리신경이 다리로 내려가는 신경이기 때문에 엉치·허벅지·종아리·발끝·발바닥 등에서 저리거나 당기고, 힘이 없어지는 증상이 나타난다.

'허릿병' 하면 대개 디스크를 생각하기 쉽지만, 50대부터는 디스크보다 척추관협착증이 2~3배 많다. 제일정형외과병원 노인척추센터가 5년간 허릿병으로 수술받은 60세 이상 노인 3,575명을 분석한 결과에서도 절반이 넘는 1,797명이 척추관협착증이었다.

다리·발 당기고 허리 펴면 통증 심해 서울 성북구 삼양동의 81세 김희순 할머니(가명)는 걸으면 아랫도리가 조이는 듯 당기고, 피가 제대로 통하지 않는 것처럼 저리다가도 힘이 풀려 쪼그려 앉아 쉬면 괜찮아진다고 한다. 신경통이나 근육통 정도로만 여겨 각종 민간요법이나 주사 또는 물리치료에 의지하다 병을 키웠다.

이런 증상이 있는 사람은 허리를 펴면 통증이 더 심해 자연스레 몸을 구부리게 되고, 아예 구부정하게 걷게 된다. 다리와 발쪽이 시리다보니 한여름에도 선풍기 바람을 쐬지 못하고 두꺼운 양말을 몇겹씩 신어야 할 정도다.

부분마취로 간단한 새 수술법 나와 고령환자들은 만성적인 내과질환을 앓고 있는 경우가 많아 수술 후의 후유증 염려로 수술을 기피하는 경향이 있다. 이에 대해 전문의들은 "만성질환을 앓고 있는 경우라도 간단한 방법으로 수술할 수 있다"며 "부분마취와 미세현미경수술로 위험 없이 치료할 수 있다"고 조언한다.

전문의들은 안전하게 수술을 받을 수 있는데도 방치할 경우 대소변 장애 등의 후유증이 더 심각하기 때문에 주의가 필요하다고 말한다.

아프다고 구들장 신세만 지면 더 심해져 걸으면 아픈 척추관협착증의 증상 때문에 장기간 병이 진행된 경우 움직이길 싫어하고 방 안에서만 지내려고 해 고령의 환자들은 근력이 떨어지고 다른 합병증에 시달리는 경우가 많다. 전문의는 "고령인 경우 허릿병도 문제지만 근력약화·골다공증·심폐질환·배뇨장애 등의 합병증이 더 심각한 문제"라고 지적한다.

바른 자세와 체중조절 척추관협착증은 약을 먹거나 물리치료를 받는 것으로는 거의 효과를 보기 힘든 병이다. 나이가 들면서 자연스레 찾아오는 병이기도 한데 특히 허리를 많이 쓰는 농업인에게는 더욱 그렇다. 때문에 조기 진단과 치료가 필요하다. 조기 치료할수록 결과도 좋고 회복이 빠르다. 간단한 방사선 검사만으로도 진단이 가능하다. 평소 바른 자세와 생활환경 개선 및 식이요법 또한 중요하다.

잠을 잘 때는 웅크린 자세를 취하는 것이 좋으며, 바로 누울 때는 방석이나 베개를 무릎 밑에 고여 허리가 바닥에 밀착되도록 한다.

골다공증

과음·흡연·칼슘 부족 원인
나이 들수록 증가

지금까지 골다공증은 여성에게만 걸리는 질병으로 알아왔으나
이는 잘못된 생각이다.
골다공증은 여러 가지 원인 간 상호 작용에 의해 발생하며,
남녀 모두가 걸릴 수 있는 질병이다.

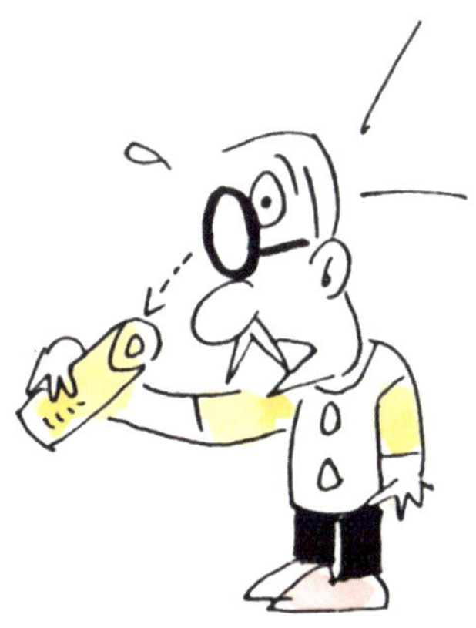

골다공증이란 말 그대로 뼈에 구멍이 많이 생기는 증상이다. 옛날 재래시장에서 엿을 부러뜨려 그 안의 구멍이 누가 큰가에 따라 승부를 결정하는 엿치기 놀이에서 엿에 구멍이 숭숭 뚫려 있는 것을 생각하면 된다.

지금까지 골다공증은 여성에게만 걸리는 질병으로 알아왔으나 이는 잘못된 생각이다. 골다공증은 여러 가지 원인 간 상호 작용에 의해 발생하며, 남녀 모두가 걸릴 수 있는 질병이다. 단지 여성은 생리적으로 남성보다 골량이나 운동량이 적고, 중년 이후 호르몬의 변화에 의해 골다공증 발병률이 높기 때문에 여성 질환으로 잘못 알려져 왔다. 그러나 최근에는 여성뿐 아니라 남성에게서도 많이 발생하고 있어 주의가 요망되고 있다.

특히 골다공증으로 인한 골절 발생률의 경우 여성이 남성에 비해 두배 정도 많은 것으로 알려져 왔으나 최근에는 남성에의 발생 증가율이 여성을 앞지르고 있다는 보고가 나올 정도로 이젠 남성 골다공증이 심각한 수준에 이르고 있다. 전문가들은 골다공증으로 인한 남성의 골절이 커다란 사회적 문제가 될 것으로 예상하고 있다.

어떻게 발생하는가 남성 골다공증의 원인은 다양하다. 과음, 스테로이드 과다 사용, 가족 중에 골다공증 환자가 있는 가족력, 흡연, 칼슘과 비타민 D 부족, 신체 활동 저하 등으로 발생하는 경우가 대부분이다. 전체 환자 10명 중 7~8명이 이런 경우이며, 나머지는 70세 이상의 고령으로 골밀도가 낮아져 발생하기도 한다. 남성의 경우 여성처럼 급격한 호르몬의 감소는 드물지만 나이가 들고 남성 호르몬이 줄면서 '남성 갱년기'를 맞는데, 이 호르몬의 원인으로 골다공증이 발생한다.

그러나 남성 갱년기 및 골다공증은 본인도 느끼지 못할 만큼 서서히 진행되므로 과거 젊은 시절과 현재 본인의 신체 상태를 세심하게 비교하지 않으면 그 증상을 알 수가 없다. 일반적 증상으로는 우울증, 매사에 소극적인 반응, 자신감 상실, 근력 저하, 성교의 횟수 감소, 성적 상상력(성 흥분도)의 급격한 감소 등이 있다.

진단 현재까지 남성 골다공증의 진단을 위한 특별한 기준은 없다. 단지 세계보건기구가 여성 골다공증 기준에 따라 남성 골다공증 지침을 만든 것이 전부다. 일반적으로는 젊은 남성을 기준으로 한 수치와 비교해서 진단을 내리고 있다. 그러나 작은 충격에 의한 골절 경력이 있거나 골이 없어지는 유전적인 요인을 갖고 있는 남성들은 골밀도 측정으로 발생 유무를 확인한다.

75세 이상 남성의 고관절, 이른바 엉덩이 관절의 골절 발생률이 급속하게 늘어나므로 골밀도 측정을 반드시 할 필요가 있다. 또한 남성 갱년기 및 골다공증의 진단은 골밀도 측정기로 하고, 혈액 검사를 통해 남성호르몬의 정도를 알아내야 하며, 지금은 골다공증이 없어도 앞으로 발생할지를 예측하는 골표지자 검사도 병행해야 한다.

그러나 대부분의 남성은 자신의 정력이 약화되었다는 것을 인정하지 않고 이 사실을 숨기려 하거나 골다공증이 여성에만 발생한다는 무지로 심각하게 진행된 상태에서 병원을 찾아와 치료에 어려움이 많다.

발생 정도 현재 우리나라 65세 이상 남성 중 매년 고관절 골절이 발생하는 비율은 1만명당 4~5명으로 알려져 있다. 이는 여성의 1만명당 8~10명보다는 적으나 남성이 여성보다 평균수명이 짧은 점을 고려하면 많은 편이다. 우리나라가 세계적으로 가장 빠르게 고령화 사회로 접어들고 있는 점을 고려할 때 남성 골다공증 환자는 크게 늘어날 전망이다. 고령 남성에게 골절이 발생하면 여성에 비해 사망률이 두배 정도 높고, 합병증도 더 잘 발생한다. 고관절 골절이 발생한 남성의 절반가량은 입원하게 되고, 이들 중 80%는 치료 후에도 다치기 이전의 상태로 회복되지 않고, 심각한 후유증에 시달린다.

예방과 치료 가장 좋은 예방법은 적절한 운동과 술을 줄이고 금연하는 생활습관이다. 또 낙상 위험으로부터 벗어나기 위한 근력강화 및 균형유지를 위해 운동을 꾸준히 하고 각종 약물의 사용도 조심해야 한다. 통상적으로 남녀 모두에게 하루 칼슘 섭취량으로 1,200mg을 권장하고 있으며, 65세 이상의 고령자는 300mg을 추가해야 하고, 적정량의 비타민 D도 섭취해야 한다. 가장 이상적인 예방법은 청소년 시기에 충분한 칼슘 섭취와 운동이다. 이밖에 보조요법도 요구된다.

골다공증의 치료는 발생하기 전인 골 부족증일 때부터 하는 것이 좋다. 따라서 조기에 골다공증 검사를 하는 것이 중요하다. 남성 골다공증의 치료제로는 칼시토닌, 성장호르몬, 염화불소, 비스포스포네이트제제, 부갑상선호르몬 등이 있으나 그 효과는 아직 알려지지 않고 있다.

남성 골다공증 보조요법

- 항상 가슴을 펴고 바른 자세로 의자에 앉는다.
- 칼슘을 충분히 섭취한다. 청소년기의 칼슘 섭취가 더 효과적이다.
- 걷기 · 조깅 · 골프 · 춤 · 테니스 등 상하로 중력을 받는 운동이 좋다.
- 호르몬제 투여는 갱년기 극복과 골다공증 예방에 효과가 있다.
- 골절을 예방하기 위해 금연 및 절제된 음주 등 생활습관을 바꾼다.

류머티즘성 관절염

손목·발목 붓고 통증 신의 관절이 공격받고 있다

류머티즘성 관절염은 당뇨병과 같아서 평생을 두고
올바른 관리를 통해 합병증을 막고, 생활에 불편함을 최소화해야 한다.
그러나 류머티즘성 관절염이 완치되지 않는다 해서
치료를 포기해서는 안된다. 열의를 갖고 치료하면
전망이 밝다는 점을 명심할 필요가 있다.

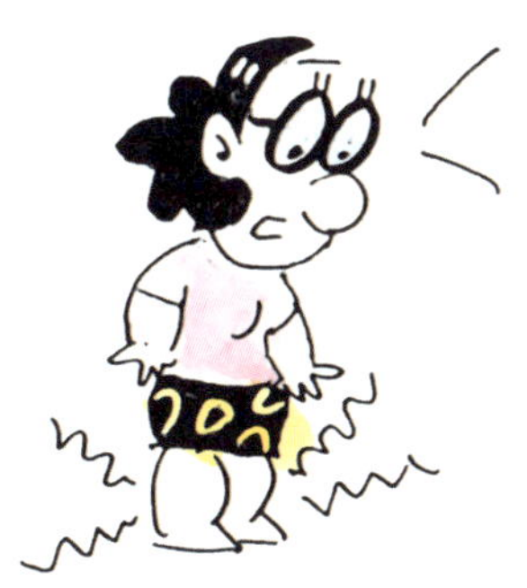

어린이부터 노인까지 누구나 걸릴 수 있는 병인 류머티즘성 관절염은 만성 염증성 관절염 가운데 가장 흔한 질환으로 전 인구의 1% 정도가 이 질환을 앓고 있다. 어느 연령층에나 발생할 수 있으나 나이가 들면서 발생률이 높아져 65세 이후에서는 3~5%에 달한다. 특히 류머티즘성 관절염 환자 10명 중 8명 이상은 여성일 정도로 남성보다 여성에 더 많이 나타나는 특징이 있다.

원인 아직까지 확실하게 밝혀지지 않고 있지만, 면역기능이 비정상적으로 작동해 관절이나 다른 장기에 염증을 일으키는 것으로 알려져 있다. 세균이나 바이러스 감염과의 연관성이 의심되고 있고, 특정 유전인자와의 연관성도 밝혀지고 있다. 우리 몸은 외부로부터 오는 세균 같은 이물질에 대해 방어역할을 해야 하지만, 류머티즘성 관절염은 알 수 없는 이유로 우리 자신의 신체 특히 관절 부위를 스스로 공격하게 된다.

간혹 가족 중 여러 사람이 류머티즘성 관절염을 함께 앓고 있는 경우가 있으며, 일란성 쌍둥이 형제에서 이 질환의 발생빈도가 높게 나타나고 있어 유전적인 성향을 지니고 있는 병이라고 생각해도 좋다.

그러나 류머티즘성 관절염은 비록 난치병이긴 하지만 조기에 진단받아 적절히 치료하면 정상적인 삶을 살아갈 수 있다는 점에서 이 질환에 대한 올바른 이해가 필요하다.

증상 관절이 부었다고 관절에만 병이 있는 것이 아니라 우리 몸 어느 곳에나 이상을 줄 수 있는 전신적인 질환이다. 전신이 피로하거나 쑤시고 저리며 뻣뻣해진다. 손가락·손목·팔꿈치·무릎·발목·발가락 같은 관절에 이런 증상이 자주 일어난다. 일단 아침에 몸이 뻣뻣한 증상이 적어도 1시간 이상 지속되면 류머티즘성 관절염을 의심해야 한다.

관절이 아픈 데다 붓고 열이 나 움직이기 힘들게 된다. 대개는 피로감·식욕부진·전신쇠약감이 함께 나타난다. 보통 몇개월에 걸쳐 서서히 발생하지만 약 10%

의 환자에게서는 급성으로 나타나기도 한다.

손과 발의 작은 관절들을 침범하지만 손가락이나 발가락의 마지막 관절은 침범하지 않는 특징도 있다. 주로 관절을 침범하지만 관절 외에 여러 장기에도 감염될 수 있고, 이로 인해 생명이 위태로워지기도 한다.

진단 환자와의 대화나 각종 의학검사로 진단할 수 있다. 환자가 호소하는 증상 중 아침에 몸이 뻣뻣하고, 기운이 없고, 전신이 피로한 증상이 1시간 이상 있거나 적어도 한개 이상의 관절이 붓고 빨개지며 통증을 호소하는 경우 류머티즘성 관절염을 의심할 수 있다.

각종 혈액검사를 통해 진단에 도움을 받을 수 있는데, 혈액 내 류머티즘 인자 검사가 바로 그것이다. 그러나 류머티즘 인자가 양성이라고 모두 류머티즘성 관절염은 아니다. 왜냐하면, 정상인에서도 1~5%는 양성으로 나타나고, 나이가 들거나 각종 질환을 앓으면서 류머티즘 인자가 양성으로 나타나기 때문이다.

치료법 개인마다 다르기 때문에 모든 환자에게 적용할 수 있는 독립된 방법은 없다. 우선 급성 활동기를 제외하고는 가벼운 운동을 권장한다.

치료약제의 경우 소염진통제 단독 사용은 이미 옛날 치료방법이며, 최근에는 소량의 부신피질호르몬제제·항말라리아제제·페니실라민·금제제·항암제·설파제제 등 다양하다.

그러나 대부분의 치료법이 적지 않은 부작용이 있는 데다 완전한 치료제가 될 수 없으므로 약을 쓰기 전에 의사와 상의해야 한다. 조기에 진단하고 효과적으로 치료하기 위해서는 전문 류머티즘센터가 개설된 의료기관을 이용하는 것이 좋다. 10% 미만이던 류머티즘 질환의 치료율은 의학의 발달에 따라 30% 이상까지 높아지고 있다.

류머티즘성 관절염은 당뇨병과 같아서 평생을 두고 올바른 관리를 통해 합병증을 막고, 생활에 불편함을 최소화해야 한다. 그러나 류머티즘성 관절염이 완치되

지 않는다 해서 치료를 포기해서는 안된다. 열의를 갖고 치료하면 전망이 밝다는
점을 명심할 필요가 있다.

오십견

마음대로 팔 올리고
아픔 없이 움직이고 싶다

오십견은 전 인구의 2~5%가 앓고 있을 정도로 흔한 질병이다.
오십견은 일반적으로 심한 어깨 통증이나
견관절 움직임의 제한으로 인해 선반 위의 물건을 잡거나
속옷 입기, 머리감기, 빗질하는 것도 힘들 정도로
일상생활 그 자체를 하기 어렵다.

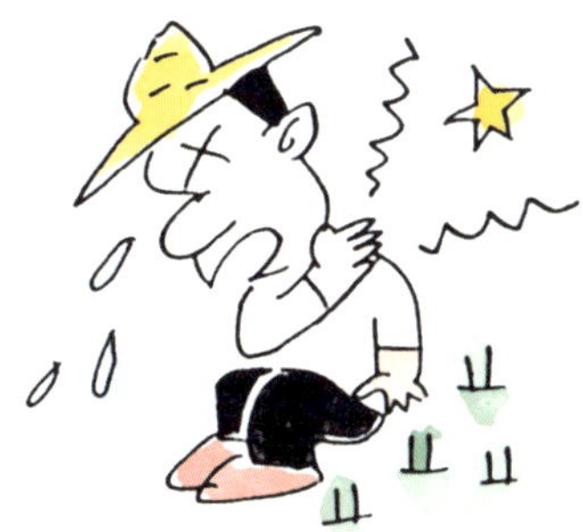

경북 안동에서 농사를 짓고 있는 50세를 갓 넘긴 박모씨는 어느 날 갑자기 오른쪽 어깨를 제대로 사용할 수 없고, 팔을 움직일수록 찾아오는 심한 어깨 통증으로 집안일은 물론 농사일도 제대로 하지 못하게 됐다. 이른바 50대 연령층에서 많이 생긴다고 해서 이름붙여진 이른바 '오십견'이 어느 날 갑자기 그에게 찾아온 것이다. 오십견은 어깨 통증과 어깨를 형성하고 있는 견관절을 전반적으로 움직이지 못하는 통증을 동반하는 질환으로, 주로 50대에 발병하는 질환이지만, 최근에는 30대 후반에서 60~70대에서도 나타날 정도다. 즉 이제는 30대 이후부터는 연령을 가리지 않고 발생하는 질환이 된 것이다.

특히 오십견은 전 인구의 2~5%가 앓고 있을 정도로 흔한 질병이다. 오십견은 일반적으로 심한 어깨 통증이나 견관절 움직임의 제한으로 인해 선반 위의 물건을 잡거나 속옷 입기, 머리감기, 빗질하는 것도 힘들 정도로 일상생활 그 자체를 하기 어렵다. 물론 농사일은 더욱 어렵게 한다. 오십견은 흔히 특별한 외상의 병력 없이 발생하며, 뚜렷한 원인을 알 수 없는 경우가 많지만 방사선 종양 치료나 유방 절제술, 상완 골절, 중풍, 견관절 주위의 염증 후에도 발생한다. 당뇨나 갑상선 질환이 있는 경우에는 오십견이 더 잘 생기고 양측에 발생하는 경우도 많다.

증상 오십견이 있으면 흔히 심한 어깨 통증이 발생하고, 팔을 빨리 움직이려고 할 때 더 심한 통증이 있게 된다. 또 환자들은 통증을 유발하는 자세를 피하려고 견관절을 고정된 자세로 유지하려는 경향이 있는데, 이것은 오십견을 더욱 악화시킬 우려가 있다. 시간이 지날수록 어깨 통증이 줄어드는 경우도 있지만 상당수는 선반 위의 물건 잡기, 옷 입기, 머리 감기나 빗질하기 등의 동작을 하기가 어려워진다. 이 같은 시기가 지나면서 견관절 움직임이 천천히 회복되기도 하지만 그 기간이 짧게는 몇 개월에서 길게는 수년 이상 걸리는 경우도 있다. 오십견의 자연 경과는 비교적 좋은 것으로 알려져 있지만, 전체 환자의 10명 가운데 1명 정도는 이런 증상이 수년간 지속되는 경우도 있다.

진단 밤잠까지 설치게 하는 오십견은 그 증상이 흔히 견비통이라고 알려져 있는 '근막통증증후군'이나 '목디스크'의 그것과 비슷하므로 전문의의 정확한 진단이 필요하다. 적절한 진찰을 통해 오십견을 쉽게 진단할 수 있다. 그러나 다른 원인에 의한 통증을 찾아보기 위해서는 엑스레이 검사, 초음파 검사, MRI검사, 혈액 검사 등을 시행하기도 한다.

치료 보통 오십견 환자의 대부분은 1~3년 내에 정상으로 회복하지만 방치할 경우 회복하는 데 많은 시간이 필요하게 된다. 따라서 초기부터 적극적인 치료를 하면 통증이 많이 줄어들고, 일상생활의 불편함도 줄일 수 있다. 오십견은 여러 방법으로 치료가 가능하다. 먼저 관절낭에 생긴 염증과 어깨 통증을 치료하기 위한 단순 진통제나 소염진통제를 경구로 투약할 수 있고, 이와 병행하여 물리치료와 운동치료를 시행하면 관절 주변 조직의 유연성을 높여주어 치료 효과가 더 좋다.

통증이 심한 환자에게는 어깨 관절 안이나 관절 주변의 점액낭에 주사치료를 하면 효과가 좋다. 여러 비수술적 치료로도 통증이 호전되지 않고, 운동 장애가 심하면 수술적 치료를 하기도 한다. 만성적 질병임과 동시에 아주 흔한 질병인 오십견을 이겨내는 근본적인 방법은 일상생활에서 통증을 조절하고, 어깨 운동을 통해 꾸준히 자가 관리를 하는 것이다. 통증이 너무 심할 때는 20분 정도 얼음찜질을 하는 것도 도움이 된다. 꾸준한 어깨 운동은 오십견의 치료와 예방에 모두 효과가 있다. 더운 물 목욕이나 샤워 후 운동을 하면 효과가 좋다. 운동은 지속적으로 천천히, 부드럽게 해야 한다.

한방에서는 어떻게 하나 한방에서는 주로 외부에서 풍(風), 한(寒), 습(濕)과 같은 기운이 경락에 침범하거나 몸의 노폐물인 담이나 어혈이 쌓일 때 발생하는 것으로 알려져 있다. 어깨를 들어 올리거나 뒤로 젖히기가 불편하며, 통증이 심할 경우 밤에 잠을 못 이룰 정도로 야간통이 심하기도 한다. 치료는 반드시 자가운동요법을 함께 실시하며, 증상이 심하지 않으면 1~2개월간, 심하면 3~4개월간 지속적인 치료를 한다. 또한 침·약물요법을 기본으로 실시하며, 벌침(봉독)요법과 물리치료를 함께 실시해 치료효과를 더욱 높이기도 한다.

통풍

엄지발가락 · 무릎 · 손목
한밤에 느닷없는 관절통증

통풍의 증상은 일반적으로 관절염과 신장염, 요로결석 등의 형태로 나타나기도 한다.
통풍성 관절염 환자의 경우 갑자기 통증이 발생한 후 치료를 하지 않아도
3일에서 10일 정도가 지나면 자연히 없어지는 특징이 있다.
그러나 이 같은 증상은 언제 통증이 있었나 싶을 정도로 깨끗하게 없어졌다가
얼마 후 다시 이런 과정이 반복해서 일어난다.

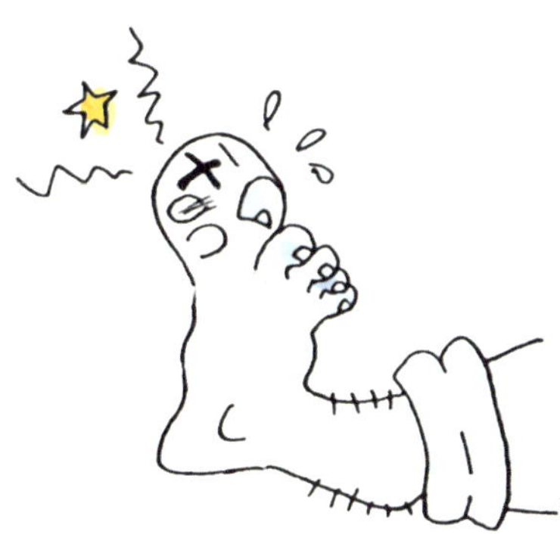

평소에 건강만큼은 자신있다고 생각했던 중년의 회사원 김모씨. 그는 어느날 갑자기 새벽에 엄지발가락이 부어오르면서 심한 통증을 느끼고는 잠에서 깨어났다. 이후 엄지발가락이 마치 얼음을 얹어 놓은 것같이 얼얼하고 빨갛게 달아오르면서 통증이 심해 뜬눈으로 밤을 새우곤 했다. 김씨의 사례는 전형적인 통풍 증상을 보인 경우다.

우리 몸을 유지하고 살아가기 위해서는 인체의 가장 기본적인 단위인 세포의 기능을 유지하는 물질인 핵산이 반드시 필요하다. 우리가 활동하기 위해 사용하는 에너지를 만드는 과정에서 핵산은 요산이라는 물질을 정상적으로 생산하게 된다. 이 요산의 상당 부분은 콩팥이나 장을 통해 몸 밖으로 배설되고, 나머지는 몸에 남게 된다.

그런데 어떤 원인으로 인해 혈액에 요산농도가 높아지게 되면 많은 양의 요산이 덩어리 형태로 조직에 쌓여 통증을 유발시키는데, 이를 통풍이라고 부른다. 통풍은 주로 성인 남자에게서 발생하며, 여자의 경우 60세 이상에서 매우 드물게 발생하기도 한다.

왜 발생하는가 통풍은 혈액에 요산 농도가 높아져 많은 양의 요산이 결정 형태를 이루면서 여러 가지 증상을 일으키는 것을 말한다. 요산 농도가 높아지는 원인은 요산이 비정상적으로 너무 많이 만들어지거나 콩팥을 통해 잘 배설되지 않기 때문이다. 따라서 통풍 환자의 약 10%에서는 요산이 너무 많이 만들어지고 있다. 요산이 많이 만들어지는 것은 몸의 신진대사가 증가되는 질환인 혈액종양이나 건선·빈혈 등의 원인으로 작용한다. 이 같은 질환이 없을 경우에는 선천적으로 요산대사에 관여하는 효소가 부족해 발생하기도 한다. 최근에는 과다한 요산 생성의 원인으로 술을 빼놓을 수 없으며, 통풍 환자의 상당수가 음주를 하는 것으로 알려져 있다. 그러나 통풍은 어떤 경우에서든지 콩팥 기능이 떨어질 때 많이 발생하며, 심장질환 치료에 흔히 사용하는 이뇨제나 저용량의 아스피린 사용 후에도 발생할 수 있다. 90% 이상의 환자는 요산을 제대로 배설하지 못해 발생한다.

증상 및 진단 통풍의 증상은 일반적으로 관절염과 신장염, 요로결석 등의 형태로 나타나기도 한다. 통풍성 관절염 환자의 경우 갑자기 통증이 발생한 후 치료를 하지 않아도 3일에서 10일 정도가 지나면 자연히 없어지는 특징이 있다. 그러나 이 같은 증상은 언제 통증이 있었나 싶을 정도로 깨끗하게 없어졌다가 얼마 후 다시 이런 과정이 반복해서 일어난다. 치료를 하지 않으면 해가 갈수록 횟수가 늘어난다. 특히 엄지발가락 이외에 무릎과 손가락에도 나타나고, 심하면 요산덩어리가 피부 밑에서 만져지기도 한다. 통풍성 관절염은 적절히 치료하지 않고 장기간 방치할 경우 류머티즘성 관절염에서와 같이 관절의 변형을 가져와 심한 장애로 고통받게 된다. 또한 요산이 쌓이면 신장이 돌처럼 굳어지거나 결석이 발생하기도 한다. 진단은 혈액검사로 요산수치를 검사하면 된다. 가끔 가족 중에 여러 명이 통풍을 앓기도 하는데, 이는 유전적인 요인으로 추정된다. 통풍 환자는 고혈압과 당뇨·고지혈증 등의 성인병이 동반되는 경우도 많아 이런 질환에 대한 검사를 함께 받는 것이 바람직하다.

치료 치료는 주로 약물과 식이요법으로 하고, 간혹 수술을 하기도 한다. 통풍의 발작이 발생하면 우선 관절을 움직이지 말고 쉬는 것이 좋으며, 얼음찜질 등 간단한 조치를 취하면 된다. 그러나 이런 방법으로는 증세가 쉽게 없어지지 않아 약물 치료가 필요하다.

약물요법은 환자마다 조금씩 차이가 있다. 그러나 요산수치가 높다고 하더라도 관절염에 의한 통풍 발작이 없으면 약물을 사용하지 않고 식이요법만으로도 잘 지낼 수가 있다. 급성 발작에 의해 관절에 통증이 발생하면 소염진통제, 콜키친, 부신피질 호르몬제 등을 사용한다.

식이요법을 해도 알아야 할 것은 어떤 음식물도 통풍을 치료하거나 염증을 호전시킬 수 없다는 점이다. 그러나 요산의 원료가 되는 퓨린이라는 핵산이 적게 함유된 음식은 통풍의 조절과 치료에 많은 도움을 준다. 특히 몸무게가 많이 나가는 사람은 그 자체가 요산의 수치를 높게 하기 때문에 몸무게를 줄여야 한다. 물은 하루 10잔 이상 많이 마시는 것이 좋은데, 특히 신장에 결석이 있으면 소변을 통해 배출되기도 한다. 다만 통풍 환자들은 금식을 하거나 갑자기 몸무게를 줄이지 말아야 한다. 이렇게 되면 혈액이 산성화되어 오히려 요산이 증가하고, 요산이 뭉쳐 통풍 발작이 일어나기도 한다. 커피나 차 종류는 자유롭게 마실 수 있으나 술은 혈중 요산치가 증가하고 통풍 발작이 생길 수 있어 금해야 한다.

예방법 통풍은 만성화하지 않도록 조기에 발견, 예방조치를 적절히 하면 건강하게 일생을 보낼 수 있다. 따라서 통풍의 예방에는 조기 진단 및 예방이 중요하며, 발생원인 인자를 미리 없애야 한다. 과체중이나 고혈압·고지혈증·당뇨병·동맥경화 등을 조절, 치료하는 것이 중요하다. 특히 과다한 음주를 피하고 식습관을 개선하도록 한다.

손저림증

자다가도 찌릿찌릿
정말 '왕짜증'

남녀노소를 막론하고 50대를 넘긴 사람이라면
한두번쯤은 경험해보는 손저림증의 전형적인 증상 때문에
병원을 찾고 있는 사람이 늘어나고 있다.
특별히 다친 데도 없는데 손목이 저리는 손저림증 환자는
밤에 손이 저려 깊은 수면을 하지 못하고 자주 일어나는데,
손을 흔들면 이런 증상이 없어지는 경우도 많다.

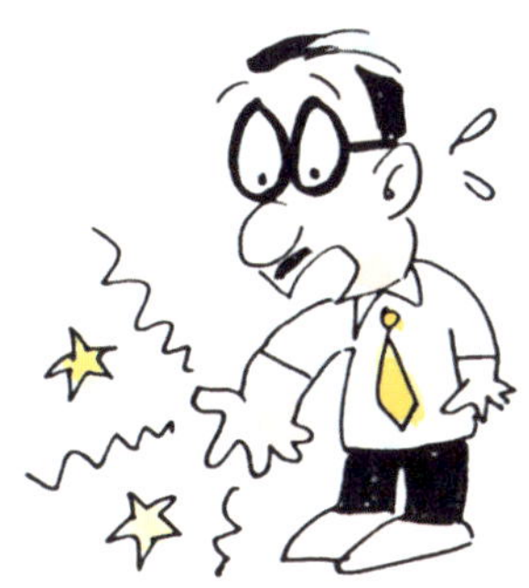

"선생님, 어젯 밤에도 손이 저려서 잠을 한잠도 못 잤습니다. 피가 통하지 않는 것 같기도 하고요."

남녀노소를 막론하고 50대를 넘긴 사람이라면 한두번쯤은 경험해보는 손저림증의 전형적인 증상으로 이 때문에 병원을 찾고 있는 사람이 늘어나고 있다. 특별히 다친 데도 없는데 손목이 저리는 손저림증 환자는 밤에 손이 저려 깊은 수면을 하지 못하고 자주 일어나는데, 손을 흔들면 이런 증상이 없어지는 경우도 많다.

이런 환자들은 아침에 일어나면 마치 피가 안 통하는 것 같은 느낌을 주며 전화를 오래 하거나 커피 잔을 들고 있으면 손이 점점 저려오는 것을 경험을 하기도 한다.

손저림증은 목뼈 사이로 나온 신경들이 손까지 오는 과정에서 여러 군데 눌려 발생한다. 이 가운데 가장 많은 경우가 이른바 정중신경이 지나가는 손목터널로서 이 신경이 압박을 받으면 손저림증이 가장 흔하게 나타난다.

손저림증의 진단은 의외로 쉽다. 손목을 1분 정도 구부리고 있으면 저린 증상이 심해지거나 정중신경이 지나가는 손목 부위를 가볍게 치면 전기자극과 비슷한 느낌이 손으로 뻗치는 것을 느낄 수 있다. 병원에서는 근전도와 신경전도 검사를 통해 진단할 수 있다.

일반적으로 치료는 최근 가끔 손이 저리거나 밤에 한두번 깨는 초기 증상일 경우 보전 치료만으로도 효과를 볼 수 있다. 이런 환자는 우선 반복적이고 힘이 드는 손동작을 줄여야 한다. 밤에 잘 때는 손목을 덜 구부리도록 부목을 사용하거나 소염제를 복용해야 한다.

치료를 했는데도 불구하고 이런 증상이 계속해서 악화될 때에는 수술을 통해 정중신경의 압박을 덜어주어야 한다. 일반적으로 수술 후에는 환자들이 저린 증상이 거의 없어지는 등 완치 확률이 높다.

가려움증

피부 질환 · 스트레스
가려움만큼 원인도 다양

남녀노소를 가리지 않는 매우 흔한 증상으로
여러 가지 피부질환과 깊이 연관돼 있으며,
피부의 일부 부위만 가려울 수도 있고 전신이 가려울 수도 있다.
계속 긁으면 증상이 더 악화되지만 가려움의 정도는
사람에 따라 매우 다양하게 나타난다.

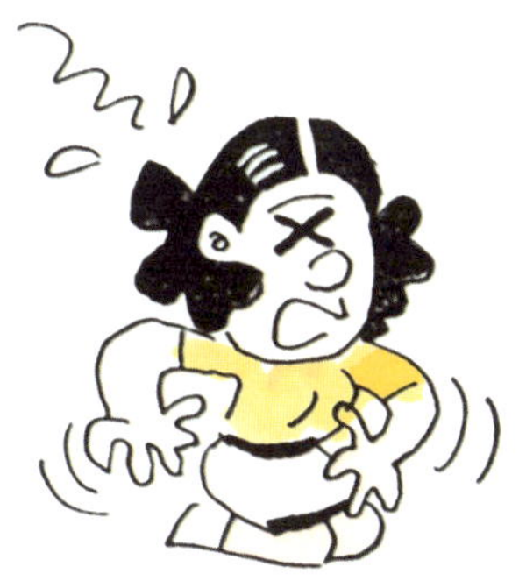

건조한 겨울철이면 반드시 찾아오는 질환 가운데 하나가 바로 가려움증이다. 의학적으로는 소양증이라고 하는데, 피부를 긁고 싶은 참을 수 없는 유혹 때문에 매우 괴롭다. 가려움증은 일반적으로 외부 자극과는 전혀 관계없이 나타나기도 하며, 외부 물질과의 가벼운 접촉 또는 주변 온도 차이, 화학물질이나 전기적 자극, 그리고 여러 가지 피부질환이나 내과·신경과적인 질환과 관련돼 나타나기도 한다.

증상 몸의 어느 특정 부위나 전체에서 느껴지는 자극성 감각으로 연령·성별·유전·생활습관 등 원인에 따라 다르게 나타난다. 남녀노소를 가리지 않는 매우 흔한 증상으로 여러 가지 피부질환과 깊이 연관돼 있으며, 피부의 일부 부위만 가려울 수도 있고 전신이 가려울 수도 있다.

계속 긁으면 증상이 더 악화되지만 가려움의 정도는 사람에 따라 매우 다양하게 나타난다. 동일한 자극이라도 반응이 다르게 나타날 수 있으며, 정신적 스트레스·불안·공포 등에 의해 심해지기도 한다. 특히 잠자리에 들기 전 더 심한 경향이 있다. 벌레에 물렸을 때 그 부위가 가렵다는 느낌을 갖는 것과 같이 가려움증은 종종 발진과 동반돼 나타난다.

원인 가벼운 발진은 두드러기·습진·편평태선·옴과 같은 기생충 감염증 등이 있을 때 나타나는 주요 증상이다. 하지만 온몸에서 나타나는 가려움증의 경우 피부 건조증, 특정 목욕용품 또는 세제에 의한 자극성 반응, 특정 약물에 대한 알레르기 반응에 의해 발생할 수 있다. 또한 간질환이나 만성신부전과 같은 심각한 질환으로도 발생한다.

심리적인 스트레스에 의해 가려움증이 나타나기도 한다. 이런 경우는 주로 팔·다리·목 부분이 가렵지만 다른 부위에서도 가려운 증상이 나타난다. 때론 무의식적으로 긁는 습관이 피부를 두껍게 하고 가려움증을 더 심화시키는 등의 악순환을 가져온다. 신경피부염라고 불리는 이러한 증상은 노인들과 여성들에게 더 많이 나타난다.

진단 병원에서는 가려움증의 자세한 위치나 계속성 여부를 확인한다. 특히 현재 환자가 사용 중인 약과도 관련성이 있기 때문에 이를 파악한 다음 일반 혈액검사와 흉부 방사선검사, 대변검사, 갑상선·간·신장 기능검사, 혈당검사 등을 통해 원인 질환의 존재 여부를 확인한 후 치료를 한다.

치료 약물 치료와 비약물 치료가 있다. 비약물 치료의 근본은 피부 건조를 예방하는 것이다. 피부 건조는 가려움증을 악화시키므로 과도한 세정을 피하고, 각질층에 수분을 공급하고 유지해야 한다. 또 수분을 충분히 섭취하고 가습기를 사용하는 것이 좋다.

냉난방기는 장시간 사용하지 않아야 한다. 피부에 수분을 보충하고 유지하는 함습제를 사용하되, 양털 제품은 피한다. 가려운 부위는 냉찜질이나 압박 등으로 소양증을 완화시킬 수 있다.

약물 치료의 경우 피부를 차갑게 하는 알코올 요법이나, 마취효과와 자극성을 갖고 있는 투명한 액체의 페놀을 사용해 효과를 거두고 있다. 저농도 스테로이드제도 효과가 있으며, 타르제제도 국소 스테로이드제와 함께 쓰면 효과적이다.

그러나 가려움증이 심한 경우 자외선 치료가 도움이 되며, 혈액투석이나 간경화로 인한 가려움증에는 특수 약물을 사용한다.

근막통증후군

아이쿠!
이유없이 아프신가요

농업인들에게서 많이 나타나는 근막통증후군은
통증이 전신에 걸쳐 나타나는 섬유근통증후군과는 차이가 있다.
근막통증후군은 국소 부위에서 통증을 느끼며
그 부위의 골격근에는 근육이 긴장대를 형성하며 짧아져
압박을 가하면 통증을 느낀다.

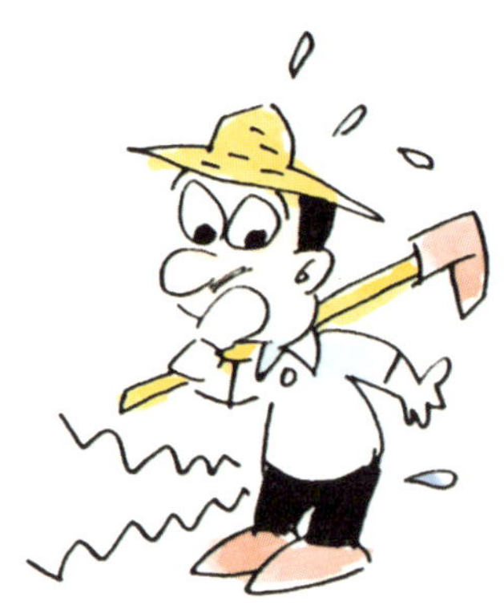

"같은 동작을 계속 하지 마세요."

밭작물 심기와 하우스 작물 수확, 모내기 등 농사일은 똑같은 동작을 반복해야 하는 어려움이 있다. 그러다보면 어느 날 갑자기 몸의 특정 부위가 아프기 시작한다. 혹시 심각한 병이 생긴 건 아닌지 끙끙 앓는 경우도 많다.이렇듯 원인 모를 통증의 절반 이상은 근육에 문제가 생기는 '근막통' 이라는 질환이다. 의학적으로 말하면 근막통증후군이다.

농업인들에게서 많이 나타나는 근막통증후군은 통증이 전신에 걸쳐 나타나는 섬유근통증후군과는 차이가 있다. 근막통증후군은 국소 부위에서 통증을 느끼며 그 부위의 골격근에는 근육이 긴장대를 형성하며 짧아져 압박을 가하면 통증을 느낀다. 특히 압박을 가하면 통증이 주변으로 퍼지는 연관통을 만들어내는 통증 유발점이 생기는 것이 특징이다.

원인 아직까지 정확한 원인은 밝혀지지 않았다. 운동 부족, 지속적인 나쁜 자세, 반복적인 움직임, 비타민 결핍, 수면장애, 관절 문제 등이 통증을 일으키는 원인으로 알려져 있다. 또 농사일이나 직장생활, 취미활동 등으로 특정 근육이 반복적으로 스트레스를 받으면 근육 섬유에 만성적인 스트레스가 와 통증 유발점이 나타날 수도 있다.

모내기를 하면서 허리를 굽혀 손으로 모를 심는 동작을 계속하는 등 똑같은 동작으로 농사일을 하는 경우, 손으로는 다른 작업을 하기 위해 전화를 귀와 어깨 사이에 끼고 받는 자세, 장시간 책상 위에 엎드려 일하는 자세, 등받이가 없는 의자에 오랫동안 앉아 있는 자세 등이 원인이 되기도 한다.

진단 국소적 통증과 통증 유발점, 신경학적 검사상 소견 등 세가지 조건이 충족되면 근막통으로 진단한다. 근막통증후군에서 통증 유발점의 확인은 의사에 의해서만 가능하며 환자의 통증 표현, 정상보다 더 단단하게 만져지는 근섬유 결절, 국소적인 근육의 경련을 통해서도 통증 유발점을 확인할 수 있다.

또 통증 유발점이 있는 부위의 근육은 딱딱하게 만져지고 누르면 다른 부위까지도 통증이나 저린 느낌 등을 느낄 수 있다.

증상 통증 유발점과 함께 일정 부위의 통증이나 근육에서 만져지는 긴장대, 연관통, 국소적인 근육 경련 등이 일반적인 증상이다. 통증 부위의 지속적인 통증으로 해당 근육은 운동성이 줄어들며 주로 목 · 어깨 · 골반 부위의 근육과 같이 몸의 자세를 유지하는 데 필요한 근육들이 영향을 받아 행동이 부자유스럽게 된다.

근막통증후군이 머리 부분에 나타날 경우 긴장성 두통 · 이명 · 턱관절 통증 · 눈에 이상이 나타나는 증상이 나타날 수 있다. 팔부분의 통증은 연관통으로 나타나는 경우가 많고, 어깨 통증은 건염이나 혈액낭염과 비슷한 양상을 보인다. 다리에서는 대퇴 사두근과 종아리 근육에서 통증이 나타나기도 하는데 무릎 · 발목 관절부위 운동성이 제한을 받아 자유롭게 움직이지 못하기도 한다. 또 대둔근과 중둔근 등의 통증 유발점은 종종 심한 요통을 일으켜 디스크로 오인하기도 한다.

근막통증후군의 증상은 목이나 허리 디스크와 유사한 경우도 있을 수 있어 진찰과 검사를 통해 어떤 질환인지를 확인하는 것이 중요하다. 그러나 아직 통증 유발점을 찾아내는 검사법이 없어 오로지 전문의의 손끝으로 찾아내야 하는 것이 문제다.

치료 해당 근육 부위에 대한 만성적인 반복 사용이나 스트레스 등과 같은 유발 요인을 피하는 것이 중요하다. 비스테로이드 항염증제와 진통제 · 수면제 · 근육이완제 · 항우울제 등을 사용하고 있지만 아직까지 효과가 정확히 입증되지 않았다. 침 · 마사지 · 한랭스프레이 · 스트레칭 · 초음파 · 냉찜질 · 온찜질과 통증 유발점 주사요법 등 다양한 방법들이 있지만 이런 치료 방법들 역시 장기적인 효과는 알려진 바 없다.

통증 유발점이 형성되는 초기 단계에서는 물리치료가 비교적 효과적이며 통증 유발점에 주사를 맞는 것도 어느 정도의 효과는 기대할 수 있다. 우선 각종 유발요인을 찾아 조절해야 하며 농사일을 하면서 똑같은 동작을 계속해서 반복할 경우에는 수시로 스트레칭 등을 통해 몸을 풀어주는 것이 필요하다. 또 작업 시 한자세로 너무 오랫동안 있지 않아야 하며 작업 중간에 근육의 긴장감을 풀어주는 자세로 바꿔주는 것도 좋다. 가장 중요한 것은 스트레스를 해소하고 적절한 운동으로 근육이 비정상적으로 수축되지 않도록 해야 한다.

근막통증후군 예방하려면 

1. 통증 부위의 자세를 올바르게 하고 스트레칭을 꾸준히 한다.
2. 허리를 곧게 펴고 턱은 가슴 쪽으로 약간 당기듯이 앉는다.
3. 머리는 목으로부터 15도 이상 굽혀지지 않도록 한다.
4. 양 팔꿈치는 팔걸이에 의지하는 것이 좋다.
5. 무릎은 골반보다 약간 높도록 의자를 조절하거나 발 밑에 받침대를 댄다.
6. 한자세로 오래 앉아 있을 때에는 한시간에 한번씩 가벼운 체조를 한다.

치질

당신의 '뒤' 는
안녕하신가요?

치질 또는 치핵은 같은 말로 항문에 생기는 병 가운데 가장 흔하다.
일반적으로 치핵은 내치핵인 암치질과 외치핵인 수치질로 나눈다.
항문 내에는 항문을 두부분으로 나누는 선이 있는데,
이 선의 위쪽 부위는 신경이 없어 통증에 민감하지 않지만
아래쪽에 있는 항문 피부는 통증에 아주 민감하다.

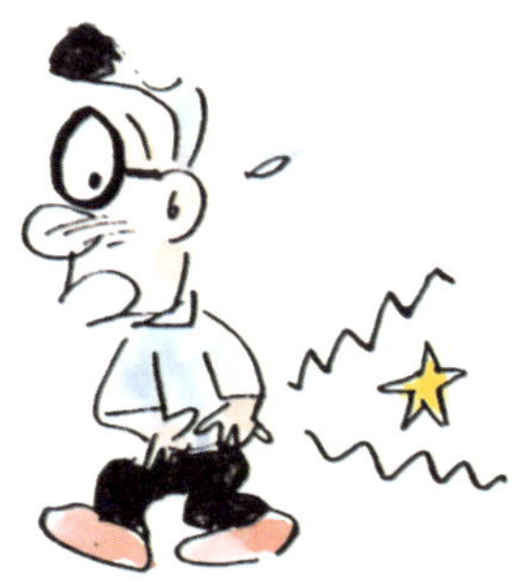

치질 또는 치핵은 같은 말로 항문에 생기는 병 가운데 가장 흔하다. 일반적으로 치핵은 내치핵인 암치질과 외치핵인 수치질로 나눈다. 항문 내에는 항문을 두부분으로 나누는 선이 있는데, 이 선의 위쪽 부위는 신경이 없어 통증에 민감하지 않지만 아래쪽에 있는 항문 피부는 통증에 아주 민감하다. 암치질은 이 선의 위에서 발생하기 때문에 대개 통증이 없고, 수치질은 이 선 아래에서 발생하기 때문에 통증이 심하다. 대개의 환자들은 암치질과 수치질을 함께 갖고 있다.

증상 가장 많이 나타나는 증상이 출혈이다. 피의 색깔은 선홍색으로 대변에 섞여 나와 변기를 붉게 물들이기도 하고 혹은 화장지에 묻을 정도로 나오기도 한다. 변을 보고 난 후에는 항문에 가해지는 압력이 없어져 혈관이 수축되고 이에 따라 대부분 출혈이 멎게 된다. 하지만 드물게는 배변 후 출혈이 멈추지 않아 응급지혈이 필요할 정도로 많은 출혈을 하는 경우도 있다.

대부분의 암치질은 통증이 없지만 항문 밖으로 심하게 나오거나 염증이 동반되면 통증이 나타난다. 수치질은 덩어리 형태로 약간 불편한 느낌을 갖는데, 치핵 내의 혈관이 터져 그 안에서 피가 굳으면 딱딱한 혹처럼 되며, 심한 통증을 느끼게 된다. 이를 '혈전성 외치핵'이라고 하는데, 환자들은 이를 암이 아닌가 걱정하면서 병원을 찾는다. 그 밖의 치핵 증상으로는 점액성 분비물과 가려움증이 동반되기도 한다.

그러나 통증이 심한 항문 출혈은 치핵이 아닌 치열 즉 항문이 찢어지는 질환인 경우가 더 많다. 피의 색깔이 밝은 선홍색이 아닌 어둡고 검붉은 색인 경우 항문에서의 출혈이 아니고 대장이나 직장에서 나오는 출혈인 경우가 더 많다.

원인 항문 안에는 혈관이 아주 잘 발달된 부드럽지만 질긴 점막조직이 있다. 이는 대변이 나올 때 항문 내벽의 손상을 방지하는 역할을 한다. 이를 항문 쿠션이라고 한다. 치핵은 정상 쿠션이 비정상적인 쿠션 상태로 바뀐 것이다. 즉 항문 쿠션 속의 혈관이 확장되면서 점막이 늘어나고 커져서 아래로 밀려 내려온 상태다.

이러한 변화는 항문 부위를 포함, 골반에 가해지는 압력이 높아지면 생길 수 있다. 변비가 있거나 배변 시 힘을 많이 줄 때, 반복적으로 무거운 것을 들거나 오래 서 있으면 항문 혈관이 충혈되고 점막이 점차 아래로 밀려 빠져나올 수 있다. 임신 때 치핵이 잘 생기거나 심해지는 이유도 이러한 압력의 변화와 밀접한 관계가 있다. 또 나이가 들어 항문 점막이 밑으로 처지지 못하도록 붙잡아주는 조직이 약해지거나, 관장·변비약을 장기간 사용해도 발생한다.

경과 치핵은 치료하지 않고 방치할 경우 더 심해질 수도 있고 그렇지 않을 수도 있는데, 경미한 증상을 가진 채 그냥 지내는 사람도 많다. 그러나 변비와 같은 상황이 지속되는데도 치료하지 않는다면 계속되는 출혈로 빈혈이 생길 수도 있다. 또 혈전이나 염증이 발생해 항문이 심하게 붓거나 일상생활이 힘들 정도의 심한 통증이 나타난다. 경우에 따라서는 출혈이 멈추지 않을 수도 있다.

합병증 치핵 자체의 합병증은 크게 두가지다. 하나는 항문 밖으로 빠져나온 치핵이 항문 내로 다시 들어가지 않고 점점 부으면서 염증이 동반되거나, 급성으로 혈전(피떡)이 생겨 극심한 통증이 생기는 것이다. 또 하나는 출혈이 멈추지 않고 대량으로 나오는 경우다. 그러나 치핵을 오래 놔둔다고 해서 암으로 변한다거나 항문의 배변조절능력이 떨어지는 현상, 이른바 변실금으로 진행되지는 않는다. 단지 항문으로 직장이 빠져나오는 상태(얼핏 보기에는 치핵과 비슷한 병으로 생각하기 쉬움)를 오래 놔두면 항문 괄약근이 약해져 배변조절능력이 나빠지기 때문에 주의해야 한다.

치료 증상이 경미한 환자는 섬유질이 많이 함유된 음식 섭취를 늘리고 물을 많이 마셔 대변이 잘 나오도록 하면서 따뜻한 물로 자주 좌욕하는 생활습관을 유지하면 대부분 좋아진다. 또 섬유질의 공급을 늘리기 위해 약으로 개발된 충진제(혹은 팽창성 완하제)를 복용하면 도움이 된다. 치핵 속의 혈류를 개선시켜 치핵의 크기를 줄이거나 증상을 돕는 약제들도 있으나 장기간 복용해야 하는 불편함이 있고, 효과도 아직 확실히 검증되지 않고 있다. 이 밖에 국소치료제로 좌약이나 연고제가 있으나 이는 급성 증상을 약간 경감시키는 것 외에 치료효과가 없는 것으로 알려져 있다.

이러한 보존적 치료로 효과가 없거나 자주 재발하는 경우 수술하는 것이 좋다. 즉 항문 밖으로 늘어난 점막을 항문 벽에 고정시켜 더 이상 빠져나오지 못하도록 하는 것이다. 치료는 여러 방법이 있지만 각각의 방법에는 장·단점이 있고 치료효과도 서로 비슷하다.

예방 변비가 있으면 배변 시 힘을 많이 주게 되는데, 이는 치질이 생기게 하거나 악화시키는 요인이다. 따라서 변비를 없애는 것이 가장 확실한 치핵 예방법이다. 섬유질이 많은 음식을 다량의 물과 함께 섭취하면 배변을 정상적으로 돌아오게 할 수 있다. 또 잘못된 배변습관을 고치는 것도 중요하다. 화장실에서 신문 등을 보면서 너무 오랫동안 앉아 있을 경우 자연히 항문 부위에 힘을 주게 되므로 좋지 않다. 끝까지 대변을 다 보려고 애쓰는 것도 좋지 않다. 실제 더 이상 나올 대변이 없는데도 느낌만 그런 경우가 대부분이기 때문이다.

자주 온수 좌욕을 하거나 비데를 사용하는 것도 치핵 내의 혈류를 개선시키고 점막이 붓는 것을 줄이는 효과가 있다. 술은 치핵 발생의 직접적 원인이 되지는 않지만, 치핵이 있는 사람에게는 혈관을 확장시켜 출혈이나 붓는 정도를 악화시키므로 피하는 것이 좋다.

섬유근육통

삭신이 아프고
피곤하신가요

섬유근육통은 비교적 최근에 나온 병명인데,
사실 예전에도 병은 있었지만 뚜렷한 진단 기준이 없었고,
그래서 조직섬유염이나 근섬유염 · 섬유근염 등
서로 다른 병명으로 불리다가 1990년대 초에
진단 기준이 세워져 환자가 증가하고 있다.

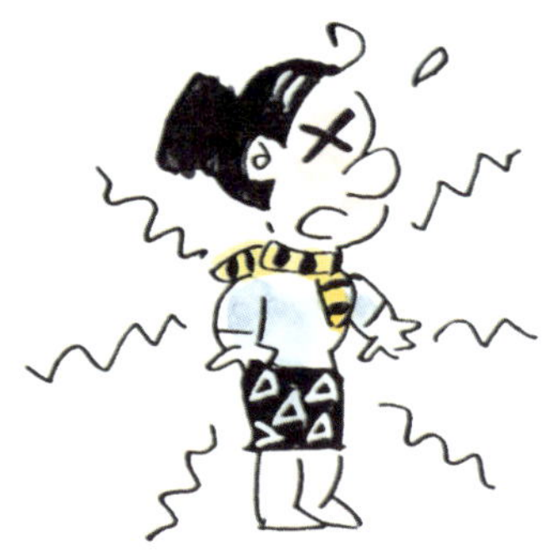

50대 주부인 김모씨. 최근 온몸이 쑤시고 어디 아프지 않은 곳이 없을 정도의 전신통증으로 고통을 받고 있다. 김씨는 병원과 한의원에서 여러 가지 검사를 받고 침 등을 맞았으나 아직까지 확실한 통증의 원인을 찾지 못하고 있다. 김씨와 같이 전신통증으로 고통받고 있는 사람은 한번쯤 섬유근육통을 의심해봐야 한다.

최근 들어 병원을 찾는 환자들이 점차 늘어나는 추세를 보이고 있는 섬유근육통은 어느 한 근육만이 아니라 온몸의 근육이나 관절 부위에 나타나고 이러한 통증이 3개월 이상 지속되는 질환이다. 섬유근육통은 피로·전신통증·수면장애·감각이상·두통 등 전신의 증상을 일으키며 원인이 확실하지 않은 만성질환으로, 특정한 곳을 일정한 힘으로 눌러보면 여러 곳에서 심한 통증이 발생하는 압통점이 있는 것이 가장 중요한 특징이다. 섬유근육통은 비교적 최근에 나온 병명인데, 사실 예전에도 병은 있었지만 뚜렷한 진단 기준이 없었고, 그래서 조직섬유염이나 근섬유염·섬유근염 등 서로 다른 병명으로 불리다가 1990년대 초에 진단 기준이 세워져 환자가 증가하고 있다.

증상 류머티즘성 관절염과 비슷한 증상이 나타나 류머티즘성 관절염으로 오인하기도 한다. 주로 어깨·목·팔·다리에 통증이 좌우 대칭적으로 나타나며, 수면장애와 동반돼 나타나는 경우가 많지만 가장 많은 증상은 심한 전신통이다. 개인마다 통증의 차이가 있기는 하지만 몹시 심한 통증을 호소하며 통증이 어느 한 군데가 아니라 허리를 기준으로 상체와 하체, 좌우 전신을 돌아다니면서 나타나고 특히 아침에는 얻어맞은 듯 자리에서 일어나기가 힘들 정도로 통증을 느낀다. 또 실제로 몸이 아픈데 피검사나 엑스레이 검사를 받아보면 아무 이상이 없다. 목 디스크로 오진할 정도로 뒷목이 뻣뻣해지거나 허리 디스크로 생각할 정도로 허리 통증이 있는 경우가 많아 MRI 검사 등을 해보면 아무 이상을 발견할 수 없다. 그런데도 몸은 점점 더 아파오고 만성피로·수면장애·우울증이 함께 오는 등 오랜 기간 고생한다.

원인과 진단 아직까지 뚜렷하게 밝혀진 원인은 없다. 누를 때 통증을 나타내는 압통을 호소하는 부위의 조직검사상 염증세포가 침범해 있다는 것을 알 수 있고 수면장애가 흔히 동반되는 것으로 미루어 보아, 정신적인 스트레스나 신경전달물질 등에 의해 발생한다고 추정하고 있다.

진단은 우선 다른 류머티즘질환, 갑상선질환이나 악성 종양이 없는지를 확인하는 검사에서 이상소견이 없는 것을 확인해야 한다. 다음에 류머티즘질환 중에서 관절통과 함께 전신통증을 호소하는 병으로 18개의 압통을 호소하는 부위가 있는데, 그중 11개 이상에서 통증이 있으면 섬유근육통으로 진단된다. 통증을 호소하는 부위가 좌우 대칭적으로, 상하 모두를 침범하며, 혈액 검사상 다른 류머티즘질환과는 완전히 다르다는 점을 알아야 한다. 대개 수면장애를 동반하며, 예민한 성격의 소유자나 정신적으로 스트레스에 많이 노출돼 있는 환경에서 잘 나타난다. 병의 초기에는 심한 통증으로 인해 류머티즘성 관절염으로 오인되기도 하지만 실질적으로 병의 경과나 예후는 좋다. 통증만 잘 조절하면 다른 합병증도 일어나지 않는다.

치료 과거에는 통증을 없애는 치료가 가장 중요하게 여겨졌으나, 최근에는 수면장애 조절을 함께 해줘야 확실한 치료효과를 볼 수 있다. 때로는 항우울제 등이 효과를 나타내기도 하기 때문에 환자의 주변 환경도 조사해야 한다. 그러나 대부분 환자는 약물요법과 운동, 규칙적인 수면습관 등으로 치료할 수 있지만 가장 중요한 것은 환자 스스로 병을 고치도록 노력해야 한다는 점이다. 특히 이 질환은 장애를 남기는 질환이 아니기 때문에 환자의 노력과 의사의 처방에 대한 신뢰가 치료에 가장 중요한 요소다. 또 육체적 · 정신적 · 환경적인 스트레스가 자신의 통증이나 피로의 증가를 가져오기 때문에 자신의 생활방식을 알맞게 조절하고 증상에 대해 지나치게 예민한 반응을 피하며 몸과 마음의 안정을 취하는 것이 매우 중요하다.

약물요법 섬유근육통 환자는 잠을 잘 자는 것이 증상 완화에 많은 도움이 된다. 숙면시간을 늘려주는 소량의 항우울제나 안정제, 근육이완제는 섬유근육통의 증상 해결에 도움을 준다. 또한 불안장애나 우울증이 내재돼 있는 경우가 많아 신경정신과 상담, 항우울제나 항불안제가 도움이 되는 경우가 많다.

규칙적인 수면 수면부족이나 수면장애 시 증상이 심해질 수 있으므로 낮잠을 피하고 잠을 잘 때 일정한 시간과 알맞은 환경에서 수면을 취하도록 해야 한다.

운동요법 부드러운 유산소 운동과 스트레칭을 매일 하는 것이 중요하다. 한번에 많은 운동량은 오히려 증상을 더욱 악화시킬 수 있으므로 개인의 체력에 맞는 운동을 정해서 알맞게 해야 한다. 주로 유산소 운동을 추천하고 있으며 유연성 운동, 가볍게 뛰기와 걷기, 정지형 자전거 타기, 수중운동 또는 수영, 춤추기 등을 적극 권고하고 있다.

탈모증

줄어드는 머리카락
깊어가는 속앓이

탈모는 어느 날 갑자기 머리가 빠지는 것은 아니다.
시간을 두고 서서히 진행된다.
정상적인 모발은 머리가 나면 5~8년 성장기를 지속하다가
휴지기와 퇴행기를 거쳐 빠지고,
그 자리에 2~3개월 후 새로운 머리카락이 나오는
사이클을 반복하게 된다.

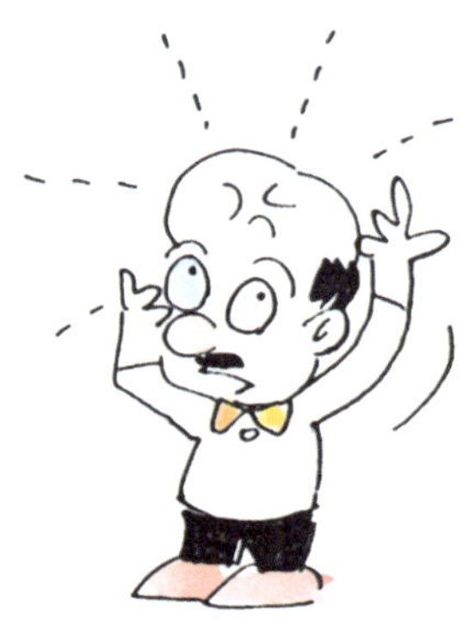

‘대머리’가 늘고 있다. 머리를 감거나 빗질을 할 때 누구나 몇개의 머리카락은 빠진다. 하지만 ‘대머리’거나 머리카락이 적은 사람은 그 정도로도 스트레스를 받게 된다. 머리카락은 성장기 퇴행기 휴지기의 주기적 변화로 하루에 20~50개 정도는 빠질 수 있다.

피부과에서는 70~80개 이상 빠지는 경우를 ‘탈모증’이라고 한다. 탈모증은 성인 남자 3명 중 1명이 해당될 정도로 많다. 탈모증의 가장 흔한 형태는 ‘대머리’와 원형탈모증이다.

언제 발생하나 탈모는 대부분 중장년층에서 발생하지만 요즘에는 20대에서도 많이 발생한다. 남성형 탈모증은 몸에 남성 호르몬이 증가하는 사춘기 이후면 어느 연령대에서나 찾아올 수 있다. 탈모는 대부분 이마 양쪽을 파고드는 M(엠)자형으로 시작된다.

증상 탈모는 어느 날 갑자기 머리가 빠지는 것은 아니다. 시간을 두고 서서히 진행된다. 정상적인 모발은 머리가 나면 5~8년 성장기를 지속하다가 휴지기와 퇴행기를 거쳐 빠지고, 그 자리에 2~3개월 후 새로운 머리카락이 나오는 사이클을 반복하게 된다.

남성형 탈모증은 정상적으로 자라던 머리카락이 빠진 후 다시 자라나는 모발의 성장기간이 짧아지고, 모발 굵기가 가늘어지는 현상이 나타나면서 시작된다. 이때 성장하고 빠지는 주기가 계속되면서 성장기간은 계속 짧아진다. 이 기간에는 이발을 하지 않더라도 어느 정도 이상은 자라지 않는 머리카락을 볼 수 있다.

탈모 원인 일반적으로 탈모는 유전적인 요인과 과도한 남성호르몬 분비가 원인이라고 알려져 있다. 특히 약물 복용 후나 스트레스·환경오염·지루 피부염 등으로 인해 발생하기도 한다. 최근 문제점으로 드러나고 있는 것은 여성 탈모가 급속하게 증가하고 있다는 점이다. 여성들은 흔히 파마나 염색을 많이 해 탈모가 발생하는 것으로 알고 있지만 의외로 여성들도 유전적인 ‘여성형 대머리’가 많다.

이런 유전적인 탈모는 두피 관리로는 치료가 되지 않기 때문에 탈모증상이 보이면 즉시 병원을 찾아 진단을 받는 것이 좋다. 탈모도 초기일수록 치료효과가 좋다. 남성의 대머리는 어느 정도 생리적인 현상이고, 미용상의 문제가 있을 뿐이다. 하지만 여성에게서 갑자기 탈모가 진행된다면 이는 호르몬 분비 이상이나 난소종양 등의 가능성이 있으므로 전문적인 진료를 받아야 한다.

치료 약물 치료는 사용하는 기간 동안에만 효과가 유지되고, 효과가 있더라도 약을 중단하면 모발이 다시 빠져 약을 계속 복용해야 하는 단점이 있다.

최근에는 모발 이식 수술을 통해 머리카락을 심는 방법이 유행하고 있다. 또한 모낭근 이식술을 많이 시술하고 있는데, 이 방법은 일반적으로 모내기를 생각하면 된다. 모발 이식은 탈모가 많이 진행된 사람이라도 뒷머리쪽에는 모발이 많이 남아 있어 이곳의 모발을 옮겨 심으면 영구적으로 잘 자란다. 일반적으로 탈모가 많이 진행된 경우라도 보통 8,000~9,000개 정도의 머리카락은 뒷머리에 영향을 주지 않고 채취할 수 있다. 보통 1회 시술로 1,800~2,200개가량의 머리카락을 심는다. 수술하는 데는 3~4시간이 걸린다.

스트레스로 인한 원형탈모증 IMF 이후 머리카락이 동전 모양이나 타원형으로 빠지는 원형탈모증 환자가 급격히 늘어난 적이 있다. 일반적으로 정서적 불안이나 걱정, 심리적인 스트레스가 탈모를 악화시키는데 원형탈모증은 고3 학생이나 결혼을 앞둔 미혼 여성 등 스트레스가 많은 사람에게서 흔히 발생한다.

주로 머리카락이 빠지지만 눈썹·수염·겨드랑이털·음모 등이 빠지는 경우도 있다. 털이 빠진 부위가 적은 경우에는 부신피질 호르몬제나 주사법 등으로도 치료가 가능하다. 하지만 탈모의 범위가 광범위하고 여러 곳에서 빠지면 면역치료법이나 약물의 전신 투여가 효과적이다.

- 동물성 기름기가 많은 음식을 피한다.

- 머리를 자주 감아 청결을 유지한다.

- 젤 · 무스를 사용하지 않는다.

- 파마 · 염색을 자제한다.

- 비듬 · 지루성 피부염이 있으면 치료한다.

- 중년층의 경우 매일 머리 감는 것을 삼간다.

- 두피를 가볍게 마사지한다.

무좀

보송보송한 발
무좀 방지 첫걸음

무좀은 처음에는 발가락 사이에 숨어서 서서히 늘어나다가
발바닥 전체에 번지게 된다. 이런 무좀을 오랫동안 치료하지 않으면
손톱과 발톱에 감염을 일으키게 된다.
무좀균은 습하고 더운 날씨에 잘 자라기 때문에
통풍이 안되는 신발을 오래 신거나 발에 땀이 많이 나면 무좀에 잘 걸린다.

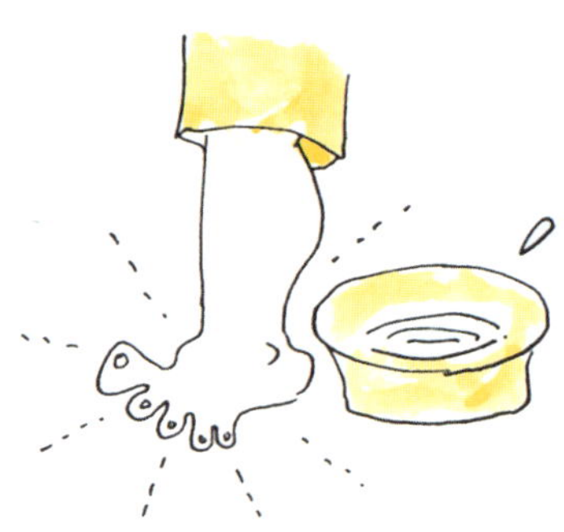

'발'에 대한 의료계의 관심이 뜨겁게 달아오르고 있다. 그동안 신체의 일부지만 우선 순위에서 크게 밀렸던 발의 중요성이 하나둘씩 입증되면서 '발 관리'를 위한 각종 클리닉이 우후죽순처럼 생겨나고 있다.

또한 대학병원에서는 재활의학과에 발을 전공하는 클리닉을 별도로 개설할 만큼 주목받고 있다.

그래서 발만 잘 관리하면 건강도 보장된다고 하는 인식의 확산과 함께 이른바 발이 대접받는 시대에 이른 것이다.

일단 발에 무좀이 걸리면 쉽게 치료가 되지 않는 데다 여름철만 되면 다시 재발하는 특성이 있다. 이러한 무좀은 우리나라 전체 인구의 10%가 갖고 있을 정도로 가장 흔한 피부질환 중 하나다.

균이 각질환된 조직층에 침범하면서 발생하는 무좀은 따뜻하고 습도가 높은 지역에서 생활하거나 땀이 많은 비만체질, 성인 남자들에게 많이 발생하며 어린이들에게는 잘 나타나지 않는다. 무좀은 발바닥, 발등, 뒤꿈치, 발가락 사이, 발톱 등에 발생한다.

특히 발톱에 생기는 발톱무좀은 간단한 질환같지만 자주 재발되고 만성적이며, 난치성으로 장기적인 치료가 필요한 지독한 만성질환이다.

무좀은 처음에는 발가락 사이에 숨어서 서서히 늘어나다가 발바닥 전체에 번지게 된다. 이런 무좀을 오랫동안 치료하지 않으면 손톱과 발톱에 감염을 일으키게 된다. 무좀균은 습하고 더운 날씨에 잘 자라기 때문에 통풍이 안되는 신발을 오래 신거나 발에 땀이 많이 나면 무좀에 잘 걸린다.

또 발가락 사이가 붙어 있는 사람도 무좀이 잘 걸린다. 더구나 식구 중 무좀 환자가 있거나 공공장소에서 슬리퍼 등을 함께 사용하는 경우, 그리고 수영장이나 목욕탕 등에서 맨발로 다닐 때에도 무좀이 걸릴 수 있다.

발톱무좀은 발톱에 광택이 없어지면서 회백색으로 색깔이 탁해지고 쭈글쭈글해지거나 골이 파이는 등 다양한 형태를 보이게 되며, 발톱이 두꺼워지면서 각질이 생겨나 떨어지거나 갈라지기도 한다. 심하면 발톱이 두꺼워져 살을 파고들어 가게 되면 세균 감염으로 발톱 주위가 붓기까지 한다.

현재 병원에서 처방해주는 무좀약은 독해서 먹지 말아야 한다든가 주위 사람들로부터 들은 민간요법에 의존하는 경향이 있다. 한 예로 마늘 간 것을 바르거나, 양잿물에 발을 담근다거나 정로환이나 식초 등을 이용한 민간요법에 의존하는 경향을 자주 본다. 특히 많은 사람들이 발이나 발톱·손 등에 무좀과 비슷한 증상이 있다고 무조건 무좀으로 생각하고 시중에서 구한 무좀 연고를 함부로 발라 증상을 오히려 더욱 악화시키기도 한다.

무좀은 37° 정도의 온도와 적당한 습기, 그리고 영양분을 필요로 하기 때문에 평소 잘 씻고 말려 청결을 유지하는 것이 무엇보다 중요하다.

또 구두가 맞지 않거나 체중이 한쪽으로 불균형하게 실리게 되면 발의 해당 부위에 굳은살이 생기는 경우가 많다. 이때 칼로 자주 잘라내거나 물에 불려 돌로 밀면 오히려 상처가 나는 경우가 있기 때문에 발을 깨끗이 씻은 후에 손발전용 각질 연화크림을 충분히 발라 마사지한 다음 랩으로 싸거나 면양말을 신고 자면 효과가 좋다.

발톱무좀 치료 어떻게　무좀을 치료하기 위해서는 무엇보다 끈기가 필요하다. 치료는 항진균제의 투약이 필수적이며 투약기간은 발톱이 완전히 자랄 때까지 대개 3~6개월이 걸린다. 증상이 가벼울 때에는 발톱에 구멍을 뚫어 약물을 주입하거나 요소연고와 항진균제를 병용해 치료하기도 하며, 이런 치료 방법을 동원해도 치료되지 않을 경우에는 손톱과 발톱을 빼내는 수술을 해야 한다. 이런 모든 방법에도 반드시 전문의와 상담하는 것이 필수다.

1. 발을 매일 씻는다.

2. 발을 완전히 말린다. 특히 발가락 사이를 잘 말린다.

3. 여름철에는 꼭 끼는 신발은 피하고 샌들을 신는 것이 좋다.

4. 신발은 통풍이 잘되는 곳에 둔다.

5. 양말은 반드시 땀을 잘 흡수하는 면양말을 신고 매일 갈아 신는다.

6. 집 안에서는 맨발로 지낸다.

7. 식구 중 무좀 환자가 있으면 양말은 따로 세탁하고 신발도 함께 사용하지 않는다.

하지불안증후군

불쾌한 다리 통증
밤이 무서워

이 병의 원인은 아직까지 정확하게 밝혀진 것은 없다.
단지 의학자들은 신경전달 물질인 도파민을 전달하는 체계에
이상이 생겨서 발생하는 것으로 판단하고 있다. 원인은 여러 가지 있겠지만
1차적으로 가족력이 잘 동반되는 원발성인 경우와
임신·철분결핍·말초신경병·말기신부전·파킨슨씨병 등과 같은
2차적인 원인 때문에 발생한다는 보고가 있다.

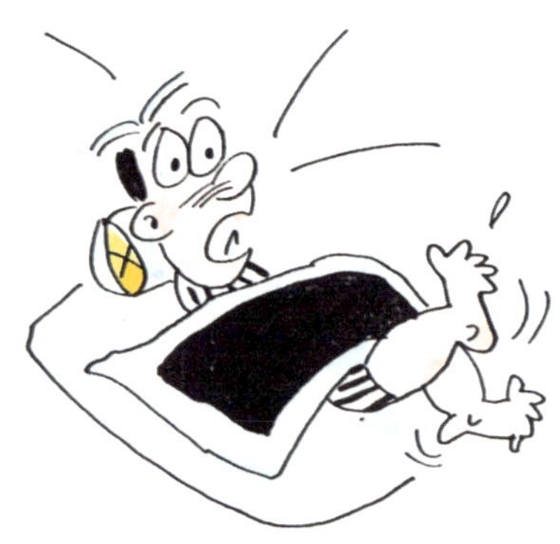

직장에 다니는 55세의 김모씨. 그는 4년 전부터 잠을 자다가 깜짝깜짝 놀라서 깨는 일이 잦았다. 그래서 하루에 4시간 정도밖에 자지 못하는 수면 부족에 시달리고 있다. 김씨는 단순한 불면증으로 생각하고 동네 병원에서 약을 지어 먹기도 했으나 그런 증상은 좋아지지 않았다. 특히 잠자는 동안 다리에 벌레가 기어가는 듯한 느낌까지 들면서 잠자리가 무서워지기까지 했다. 김씨는 그러나 아침에 일어나 약간 움직이고 나면 이런 증상은 거의 사라져 정상적인 일상생활을 할 수 있다고 설명했다.

김씨와 같이 잠을 푹 자지 못하는 수면장애 원인 가운데 가장 흔하게 발생하여 쉽게 생각하고 넘어가는 '하지불안증후군'이 증가하고 있다.

원인 이 병의 원인은 아직까지 정확하게 밝혀진 것은 없다. 단지 의학자들은 신경전달 물질인 도파민을 전달하는 체계에 이상이 생겨서 발생하는 것으로 판단하고 있다. 원인은 여러 가지 있겠지만 1차적으로 가족력이 잘 동반되는 원발성인 경우와 임신·철분결핍·말초신경병·말기신부전·파킨슨씨병 등과 같은 2차적인 원인 때문에 발생한다는 보고가 있다. 이 질환이 심해지면 만성적인 수면부족으로 낮에도 피곤한 증세가 계속된다. 또한 매사에 의욕이 없고, 우울·불안증 등으로 정상적인 사회활동을 할 수 없어 삶의 질도 크게 떨어뜨리게 된다.

증상 다리에 벌레가 기어가는 듯한 느낌에서부터 욱신거린다거나 전류가 흐르는 듯한 짜릿한 느낌, 쿡쿡 쑤시는 듯한 느낌, 통증 등 다양한 증상이 나타난다. 신기하게도 이런 느낌은 다리를 움직이면 일시적으로 없어지기도 한다. 그러나 명심해야 할 것은 이런 상태는 일시적인 현상으로 나타난다는 사실이다. 이 증후군이 잠자리를 위협하는 가장 큰 이유는 평상시에는 큰 문제가 없다가 밤에 가만히 앉아 있을 때나 누워 있을 경우 나타나기 때문이다. 잠자리에 들었을 때 뚜렷이 무엇이라고 표현하기 어려울 정도로 다리가 불편하고, 이런 고통에서 벗어나기 위해 다리를 수시로 움직인다면 깊은 잠을 자기란 처음부터 불가능하다는 것이다.

어떻게 진단하나 불면증 환자의 상당수가 이 같은 하지불안증후군 검사를 받아 봐야 할 정도다. 특히 이 증후군과 비슷한 증상을 보인 환자들은 반드시 수면 전문의의 정확한 진단을 받아야 한다. 특히 가족력이나 철분결핍 등 2차적인 원인과 같은 자세한 원인이 제대로 밝혀지지 않을 경우 자칫 단순 불면증이나 허리디스크 · 신경증 · 스트레스 · 근육 경련 · 단순 노화현상 등으로 잘못 진단하는 경우가 많다는 점을 주의해야 한다. 특히 허리디스크로 오인하여 수술을 하는 경우도 있음을 알아야 한다.

치료 · 예방 대한수면연구회가 성인남녀 5,000명을 대상으로 하지불안증후군에 대한 발생률을 조사한 결과 전체 조사대상자의 5.4%인 250명이 이 질환을 앓고 있는 것으로 드러났다. 특히 이들 환자 가운데 52.8%는 쉽게 잠들지 못하거나 잠을 자더라도 자주 깨는 등 수면장애를 겪고 있는 것으로 나타났다. 한마디로 성인 20명 중 1명이 이 병으로 고생하고 있다는 것이다.

또한 이런 증상이 처음 나타나는 시기는 30~40대의 장년층이 많았으며, 이들의 상당수는 잠을 잘 때 어려움을 겪거나 자다가 깨는 등 불면증에 시달리고 있는 것으로 분석됐다. 문제는 하지불안증후군의 전형적인 증상을 보이고 있는데도 불구하고 정확한 진단 및 치료를 받는 환자는 16%에 불과하다는 사실이다.

일단 하지불안증후군으로 진단될 경우 이 같은 증상을 악화시키는 커피 등 카페인 섭취와 음주 · 흡연 · 부적절한 약물 복용 등 생활습관을 개선하는 노력을 해야 한다. 수면 전문의와 상담을 한 다음 약물요법을 함께 실시해야만 효과를 볼 수 있다는 점도 기억할 필요가 있다.

현재 약물요법으로는 철분 부족 시 철분을 공급해 준다거나, 하지불안증후군 치료제로 허가를 받은 리큅 등 도파민 수용체나 제제 등을 투여하는 방법을 사용하기도 한다. 이와 함께 가벼운 걷기나 스트레칭과 같은 규칙적인 운동 및 다리 마사지 · 찜질 등도 증상을 호전시키는 데 좋은 효과를 거두고 있다. 사람은 평생 3

분의 1을 잠을 자면서 보내는데도 깨어 있는 시간에 비해 잠자는 시간에 대해서는 그다지 중요하게 생각하지 않는 경향을 보이고 있다. 하지만 잠을 제대로 잘 수 없다는 점은 현대인에게 치명적인 고통을 준다. 반복된 수면장애는 결국 삶의 질을 떨어뜨려 직장생활은 물론 가정생활까지도 큰 지장을 초래하기 때문이다. 수면장애 해결은 무엇보다 정확한 진단과 이에 알맞은 치료법을 써야만 가능하다는 사실을 알아야 한다.

하지불안증후군 의심 징후

- 다리가 불편하고 불쾌한 감각을 느껴 다리를 움직이고 싶은 충동이 있다.
- 쉬거나 활동을 하지 않을 경우 증상이 나타난다.
- 다리를 움직이면 상당히 좋아진다.
- 밤에 증상이 더욱 악화되어 나타난다.

대상포진

중장년 · 노년층 피부질환
엄청난 통증 동반

대상포진이 발병하면 몸의 오른쪽 또는 왼쪽 중 한쪽이 쓰린 듯
심하게 아프다가 수일 안에 근처 피부에 띠 모양으로 벌겋게 발진이 생기고,
물집이 잡히면서 심한 통증을 동반한다.

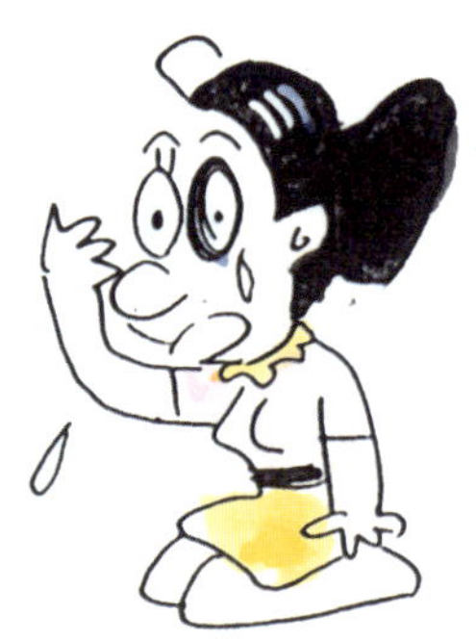

대부분의 사람들은 어렸을 때 한번쯤 수두를 앓았거나 예방접종을 받은 경험이 있다. 피부가 벌겋게 변하는 피부 병변과 작은 물집이 수없이 많이 생기는 수두는 몸 속에 오래 있다가 중장년기를 지나 면역력이 떨어지는 노년기에 다시 몸 밖으로 나오기도 한다. 성인이 된 후 수두바이러스에 의해 생기는 게 '대상포진'이다. 대상포진이 발병하면 몸의 오른쪽 또는 왼쪽 중 한쪽이 쓰린 듯 심하게 아프다가 수일 안에 근처 피부에 띠 모양으로 벌겋게 발진이 생기고, 물집이 잡히면서 심한 통증을 동반한다.

증상 전문의들은 피부과를 찾는 환자 중 나이가 많으면서 행동이 부자유스러워 보이는 환자는 대상포진이라는 질병에 걸린 경우가 많다고 설명한다. 그만큼 노인들에게 많이 찾아오는 질환인데, 최근에는 발생연령대가 점차 중장년층으로 확산되는 추세다. 척추를 중심으로 한쪽에만 팥알 크기의 작은 물집이 생기는 특징이 있다.

특히 여성들에게는 아이 낳는 것보다 더 아프다고 할 만큼 엄청난 통증을 동반하게 된다. 이러한 극심한 통증은 피부 증상이 좋아지더라도 계속 나타날 수 있다. 즉 '대상포진 후 신경통' 증상을 보일 수 있다. 대상포진으로 인한 통증은 치통·요통·결석과 함께 몸에 발생하는 4대 통증으로 불릴 정도로 고통이 심하다.

발생 원인 많은 환자들은 이 병이 바이러스에 의해 발생했다고 하면 갑자기 어떻게 감염되었는지에 대해 의문을 가진다.

대상포진을 일으키는 바이러스는 어릴 때 수두의 원인이 되는 바이러스와 같은데, 수두가 치료된 후에도 이 바이러스가 사라지지 않고, 우리 몸 속의 신경을 타고 척수 속에 오랜 기간 숨어 있다가 우리 몸이 약해지거나 다른 질환으로 면역기능이 떨어져 있을 때 다시 활성화되어 나타난다.

특징 우리 몸의 신경 중 하나를 따라서 퍼지는 특징이 있다. 우리 몸의 신경은 척추에서 오른쪽, 왼쪽으로 한가닥씩 나와 있어 대상포진에 걸리면 몸의 한쪽만 통증과 수포를 동반한 피부 병변이 생긴다.

또한 신경 가운데 감각신경과 운동신경 중 주로 감각신경에 침범한다. 첫 증상은 몸의 한쪽 편에만 심한 통증이나 감각 이상이 나타난다. 즉 두통이나 호흡곤란, 배 아픔, 팔다리 저림, 근육통 등의 증상을 호소하게 된다.

주의할 점은 피부에 수포 등 별다른 이상 없이 단지 가렵고 근육이 아파서 근육통이나 다른 내부 장기 질환으로 잘못 판단하기도 한다. 이에 따라 피부과가 아닌 내과 등 다른 진료과에서 검사를 받거나 며칠 지내보는 경우도 많다. 특히 대상포진 초기에는 담 결림이나 디스크, 심장병으로 잘못 진단하는 경우가 많아 조심해야 한다. 증상이 나타난 지 수일 안에 물집이 나타나고, 물집이 생긴 지 3일 이내에 고름집으로 바뀐 후 1주일 지나면 딱지가 생기는 특징을 보인다.

합병증 대상포진은 생기는 부위에 따라서 합병증이 다르게 나타날 수 있다. 눈 주위에 생긴 경우에는 눈에 여러 가지 합병증이 오기도 한다. 안면부나 귀를 침범한 경우 안면 신경마비 증상이 올 수 있다. 또한 방광 부위에 발생하면 소변을 못 보기도 한다.

전체 환자의 5% 정도는 대상포진 바이러스가 운동신경을 침범해 운동신경의 마비로 팔·다리를 들지 못하기도 한다. 이 질환의 가장 중요한 합병증은 병이 치료된 후에도 통증이 계속되는 '대상포진 후 신경통' 이다.

치료 최근 여러 가지 항바이러스제 개발로 이 병을 치료하는 데 많은 도움이 되고 있다. 그러나 대상포진은 바이러스에 의해 발생하며, 현재까지 바이러스를 완전히 퇴치할 수 있는 약제는 없기 때문에 한계가 있다. 따라서 초기에 항바이러스제를 투약하고, 대상포진 후 신경통의 발생을 예방하는 것이 무엇보다 중요하다.

수포 발생 3일 또는 5일 안에 항바이러스제를 약 1주일 정도 주사하면 대부분 완치된다. 동시에 진통제 등을 투여하는 경우도 있다. 그러나 치료 시작이 늦거나 고령인 경우 또는 암 등이 있으면 주사 치료 후에도 통증이 계속될 수 있다.

통증이 계속되는 기간은 환자의 상태에 따라 다르지만 한달에서 1년까지 계속되고, 경우에 따라서는 더 오래 남아 있을 수도 있다. 항바이러스제는 대부분이 신장을 통하여 배설되므로 신부전증 등의 환자에게는 약의 용량을 적절히 조절해야 한다.

이 병은 대상포진 환자 접촉으로 전염되지는 않는다. 단지 어릴 때 수두를 앓은 경험이 없는 사람, 혹은 어린이나 병원에 입원 중인 환자는 전염될 수 있으므로 격리시키는 것이 좋다.

알레르기

눈물·콧물 줄줄
꽃가루, 너 때문이야

꽃가루에 예민한 사람들은 외출 후 눈이 붓고, 눈물·콧물과 함께
재채기가 나오면서 피부가 붉어지고 가려움증도 생긴다.
증상이 심할 경우 해당 진료과에서 치료를 받아야 하겠지만,
대개 일시적인 증상이 나타나므로 항히스타민제 등의 약제를
상비약으로 몇알 가지고 있으면 급할 때 도움이 된다.

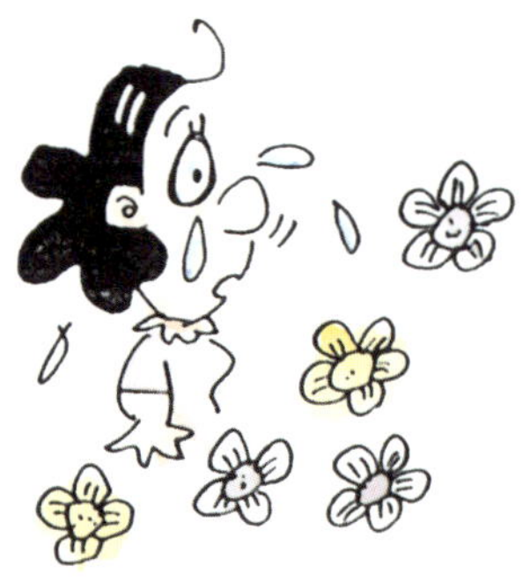

봄에 특별히 건강관리에 주의해야 하는데, 그것은 바로 '봄의 복병'인 알레르기 때문이다. 알레르기는 꽃이 피고 바람이 많이 부는 봄철에 주로 많이 발생한다.

봄철 알레르기의 주범, 꽃가루 봄철에 알레르기를 일으키는 주범은 누런 먼지처럼 날리는 소나무의 꽃가루인 송홧가루와 삼나무 꽃가루 같은 것들이다. 이런 꽃가루들은 너무 작아서 눈에 잘 보이지 않고, 많이 날릴 때 먼지처럼 보이기도 한다.

꽃가루에 의한 병으로는 꽃가루가 피부에 닿아서 생기는 알레르기성 피부염, 꽃가루 자체의 자극으로 생기는 자극 피부염, 화분병으로 불리는 알레르기성 비염이나 알레르기성 천식이 있다. 알레르기성 피부염은 주로 국화 · 과꽃 · 데이지 · 야생쑥꽃 · 야생국화 등이 원인이다. 이런 꽃들은 관상용으로 많이 개발되어 어느 계절에나 꽃을 피울 수 있고, 자연계에서는 가을에 많이 핀다. 이런 꽃가루들은 꽃을 만지다가 직접 피부에 닿을 수도 있지만 공기 중에 날려서 우리 피부에 닿으면 눈 주위 · 얼굴 · 목 · 손 · 팔 등 노출 부위의 피부가 빨갛게 변하고 가려워진다. 피부 전체에 두드러기가 일어나기도 하고, 전부터 있던 피부염이 악화되기도 한다.

꽃가루에 예민한 사람들은 외출 후 눈이 붓고, 눈물 · 콧물과 함께 재채기가 나오면서 피부가 붉어지고 가려움증도 생긴다. 증상이 심할 경우 해당 진료과에서 치료를 받아야 하겠지만, 대개 일시적인 증상이 나타나므로 항히스타민제 등의 약제를 상비약으로 몇알 가지고 있으면 급할 때 도움이 된다.

자외선과 피부건조증도 주의해야 많은 사람들이 황사현상으로 인해 괴로움을 겪고 있다. 따라서 외출 후에는 얼굴이나 손발을 깨끗하게 씻도록 한다. 집에 돌아오면 찌꺼기가 남아 있지 않도록 깨끗하게 닦아낸다. 많은 사람들은 자외선을 대수롭지 않게 생각해 그냥 지나치고 있으나 주의해야 한다. 겨울 내내 햇빛을 많이 쬐지 못했다고 생각해서 따스한 봄볕을 가급적 많이 받고자 하는 사람들이 있는

데, 이는 큰 잘못이다. 봄볕에는 상당히 많은 자외선이 포함돼 있기 때문이다. 특히 겨울 내내 자외선에 노출되지 않았던 피부는 자외선에 민감하게 반응한다.

또한 봄철에 가장 많이 겪는 피부 문제 중 하나가 피부건조증이다. 물론 한겨울에 차고 건조한 바람에 비해서는 약한 편이기는 하지만 봄바람도 이에 못지 않게 피부를 마르게 하므로 얼굴을 씻은 후 적당량의 피부 보습제를 발라주는 것이 좋다.

노인과 어린이, 자극 피부염 조심해야 꽃씨나 꽃가루 자체가 피부에 자극을 주어 자극 피부염을 일으킬 수 있으며, 가벼운 경우에는 피부염 없이 가려움증만 나타날 수도 있다. 이런 자극 피부염은 알레르기 체질이 아니더라도 누구에게나 나타날 수 있다. 특히 노인이나 어린이같이 피부가 약하거나 건조한 사람에게서 흔히 나타난다. 따라서 외출 후 집에 돌아오면 몸을 잘 씻고, 겨드랑이·허리춤·소매 등 꽃가루가 들어가기 쉬운 곳을 잘 털어야 한다.

알레르기 체질인 사람은 호흡기로 꽃가루가 들어오면 알레르기성 비염·천식을 일으켜서 재채기를 심하게 하거나 눈물·콧물이 쏟아져 나온다. 심할 경우 숨쉬기조차 어려울 정도로 기침을 한다. 그러나 이러한 꽃가루 알레르기는 사실 봄철보다는 늦여름이나 초가을에 더 많다. 이는 야산이나 들에 흔하게 피는 쑥과 돼지풀 등 잡초들의 꽃가루에 알레르기를 일으키는 인자가 훨씬 많기 때문이다.

꽃가루에 의한 병은 아니더라도 아토피성 피부염과 두드러기 등 여러 가지 알레르기성 질환은 봄철 환절기에 악화되는 경향이 있다. 이는 피부가 주위 환경변화에 미처 적응하지 못해서다. 중년 이후에는 젊은 나이에 비해 체력이 떨어지고, 적응력이 약해져서 봄철 환절기에 병에 걸릴 확률이 높기 때문에 특별한 주의가 요구된다.

의심되면 반드시 전문의와 상담 자신의 증상이 알레르기가 아닌가 의심되면 전문의의 진찰과 검사를 받도록 한다. 알레르기는 체질 때문이니 어쩔 수 없다고 생각하여 방치하면 안된다. 알레르기성 검사는 혈액검사나 피부단자 검사 등 여러 가지 검사를 통해 확인이 가능하다. 알레르기성 질환으로 밝혀질 경우 더 자세한 검사를 다시 받아 원인물질을 정확히 밝혀내고, 적절한 치료를 받는 것이 중요하다.

눈물

참을 수 없는 눈물
내가 왜 이러지

슬픈 드라마나 영화를 본다거나 가족 가운데 슬픈 일을 당하면
눈시울이 붉어지면서 눈물이 줄줄 흐른다. 그러나 이런 생리적인 현상과는 달리
생활하면서 시도 때도 없이 눈물이 나서 사회생활에 큰 지장을 주는 경우도 있다.
이런 현상은 중년 여성이나 노인들에게서 특히 많지만
최근에는 젊은이에게서도 심심치 않게 볼 수 있다.

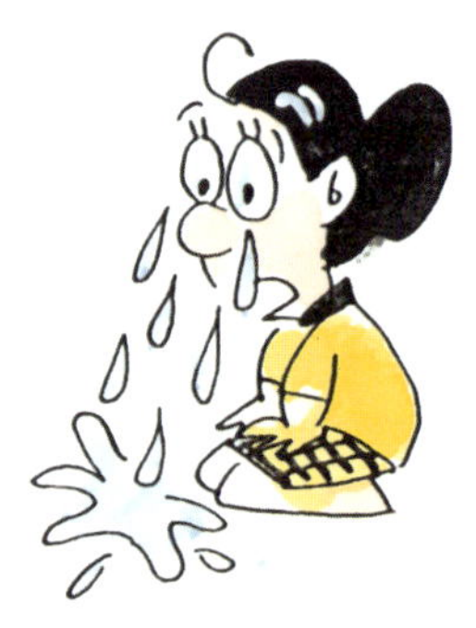

슬픈 드라마나 영화를 본다거나 가족 가운데 슬픈 일을 당하면 눈시울이 붉어지면서 눈물이 줄줄 흐른다. 그러나 이런 생리적인 현상과는 달리 생활하면서 시도 때도 없이 눈물이 나서 사회생활에 큰 지장을 주는 경우도 있다. 이런 현상은 중년 여성이나 노인들에게서 특히 많지만 최근에는 젊은이에게서도 심심치 않게 볼 수 있다. 이처럼 대책없이 흐르는 눈물의 경우 제대로 관리만 하면 좋은 치료효과를 거둘 수 있다. 눈물은 눈 건강에 아주 중요한 역할을 한다. 눈 표면을 평평하고 매끄럽게 함으로써 맑은 시야를 유지하도록 도와준다. 또 세포에 수분과 산소를 공급하는 것은 물론 외부 자극으로부터 눈을 보호하고 깨끗하게 씻어주는 역할을 한다. 특히 항균성분이 있어 눈에서 세균이 자라는 것을 막고 눈꺼풀의 운동을 원활하게 하는 등 눈 건강 유지에 필수적이다.

눈물은 눈꺼풀 안쪽에 있는 눈물샘에서 만들어지고, 눈물점과 눈물소관을 거쳐 눈물주머니에 모인 다음 코 눈물관을 통해 콧속으로 배출된다. 그런데 이 눈물관은 피부 속으로 지나가므로 겉에서는 보이지 않는다. 이 과정 중에 어느 한곳이라도 막히거나, 갑자기 많은 눈물이 만들어지면 눈 밖으로 눈물을 흘리게 된다. 이런 현상을 눈물 흘림 또는 유류증이라고 부른다.

증상 심하지 않을 경우에는 눈가에 눈물이 고이는 정도다. 그러나 상태가 심해지면 눈물이 줄줄 흘러나오는 것은 물론, 고인 물이 썩는 원리와 같이 세균이 쉽게 번식해 눈곱이 자주 끼거나 고름이 나오기도 한다. 손수건 등으로 눈을 자주 닦을 경우 주위 피부가 헐게 되고 이로 인해 눈 주위가 따갑거나 피부염을 일으키기도 한다. 눈물이 고여 있으면 사물이 선명치 않고 흐리게 보이기도 한다.

원인 눈물이 외부로 배출되는 마지막 단계인 콧속으로 나오기 직전에 얇은 막으로 덮이는 선천적인 경우와 코 눈물관이 막히는 후천적인 경우가 있다. 후천적인 경우 코 눈물관을 덮고 있는 점막의 퇴행성 변화가 그 원인인 것으로 알려져 있다.

이 밖에 화상이나 외상을 입을 경우에 발생하기도 하고, 흰자위가 심하게 늘어나서 눈물이 눈물길 안으로 들어가지 못하는 경우도 있다. 또 눈물주머니에 결석이나 종양이 생겨 눈물을 막기도 한다. 드물게는 눈물 배출이 정상적인 흐름을 보이지만 너무 많은 눈물이 형성돼 흘리는 경우도 있다. 비가 너무 많이 와서 하수구가 넘치는 원리와 같다.

진단 병원에선 눈물점에 주사기를 꽂아 식염수가 콧속으로 잘 나가는지를 확인하거나, 특수 침을 눈물점에서 코 눈물관으로 통과시켜 좁아지거나 막힌 부분을 확인한다. 정밀검사방법으론 형광색소를 눈에 넣고 일정 시간이 지난 다음 남아 있는 색소를 측정하기도 하고, 특수 시약을 눈물길에 주입해 방사선 사진을 찍거나 방사선 동위원소로 눈물길의 이상 유무를 확인한다. 물론 눈물길뿐만 아니라 눈꺼풀의 위치 이상이나 탄력성 저하, 그리고 흰자위의 과도한 이완이 있는지를 확인한다.

치료 선천성 코 눈물관 폐쇄인 경우 85% 정도가 생후 2~4개월 사이에 자연적으로 뚫릴 수 있으므로, 생후 6개월까지는 눈물주머니 부위를 마사지하면서 기다려볼 수도 있다. 그러나 후천성일 경우는 자연적으로 호전되기 어렵기 때문에 원인에 맞는 수술을 시행해야 한다. 코 눈물관 막힘에서 시행하는 비누낭문합술의 성공률은 90% 정도로 알려져 있다.

선천성일 경우에도 눈물주머니를 마사지하면서 경과를 지켜보지만 증세가 좋아지지 않으면 생후 6~12개월 사이에 특수 침으로 막힌 부분을 뚫어주는데 역시 성공률은 90% 이상으로 높다. 그러나 만 1세가 지나면 성공률이 많이 떨어진다. 이때는 전신 마취 후 눈물길에 실리콘관을 삽입하는 수술을 해야 하기 때문에 조기에 발견하는 일이 중요하다.

후천적으로 눈물길이 막히는 경우 대부분이 코 눈물관 폐쇄가 원인이다. 이런 때는 새로운 눈물길을 만들어줘야 하는데, 피부 절개와 내시경시술법 등 두가지

방법으로 시술하고 있다.

피부 절개를 통한 방법은 눈과 코 사이의 피부를 약 1~1.5cm 절개하며 성공률은 90~95%로 높다. 흉터가 생기긴 하지만 보기 싫지 않을 정도이며, 수술 시간은 1~2시간 걸린다. 내시경을 이용해 콧속을 수술할 경우 흉터가 남지 않는 장점이 있지만 피부 절개를 통한 방법보다 성공률이 약간 떨어진다. 또 눈물관이 심하게 막힌 경우 유리로 만든 존스관을 눈 안쪽에서 코로 넣어줘야 한다.

이 밖에 눈꺼풀의 위치 이상이 원인이면 눈꺼풀을 바로 잡아주고, 눈물점이 너무 작으면 눈물점 확장을 시행하며, 흰자위가 너무 늘어나 있으면 적절하게 잘라준다.

비염

냄새도 못 맡겠고
콧물·재채기까지…

알레르기성 비염 환자가 매년 크게 늘어나고 있다.
10명 가운데 2명꼴로 발생할 정도로 심각하다.
특히 알레르기성 비염의 전형적인 증상을 자칫 감기로 오인,
감기약을 복용하는 등 치료를 더욱 어렵게 하는
문제점까지 드러내고 있다.

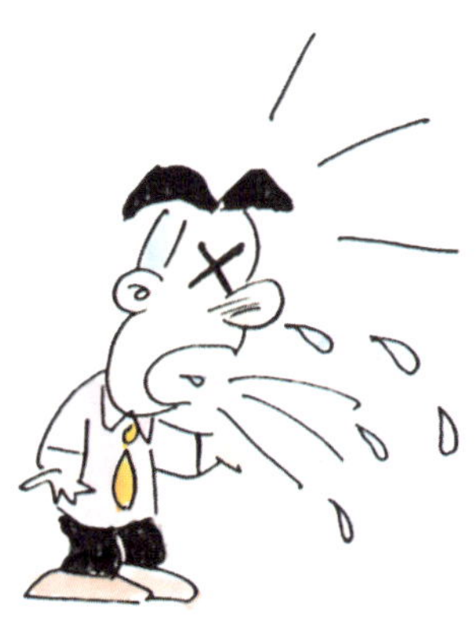

알레르기성 비염 환자가 매년 크게 늘어나고 있다. 10명 가운데 2명꼴로 발생할 정도로 심각하다. 특히 알레르기성 비염의 전형적인 증상을 자칫 감기로 오인, 감기약을 복용하는 등 치료를 더욱 어렵게 하는 문제점까지 드러내고 있다.

증상 콧물·재채기·코막힘 등이 전형적인 증상이며 가려움증을 동반하기도 한다. 가장 큰 특징은 재채기가 연속 5~6회 반복되며, 심한 경우 10회 이상 지속돼 탈진하는 수도 있다. 콧물은 물같이 맑은 빛깔을 띠며, 목구멍 뒤로 넘어가기도 한다. 두통 및 냄새를 맡지 못하는 현상에다 감기와 비슷한 증상이 나타나기 때문에 자주 혼동하기도 한다.

감기약을 복용하면 증상이 일시적으로 호전되므로 코감기로 오인하는 경우가 많다.

감기의 경우 일주일 정도 지나면 자연치유되고 콧물이나 재채기 외에 발열·오한·근육통·두통 등 여러 증상이 나타나며, 시간이 지날수록 콧물 색이 탁해지고 끈끈한 분비물이 섞여 나온다. 반면 알레르기성 비염은 아침에 증상이 심하고 오후에는 다소 누그러지며, 이 같은 증세는 일시적이 아니라 장기간 지속되는 차이가 있다. 알레르기성 비염은 꽃가루 알레르기와 같이 계절적으로 나타나는 '계절성 알레르기성 비염'과 연중 지속적으로 나타나는 '통년성 알레르기성 비염'으로 분류한다.

원인 알레르기를 일으키는 물질인 알레르겐이 몸에 들어와 알레르기성 염증 반응을 일으켜 발생하며, 감염 경로에 따라 다양한 알레르기성 면역 반응이 나타난다. 공기를 통한 호흡기 알레르기(알레르기성 비염, 기관지천식 등)가 가장 대표적이다.

알레르기성 비염의 원인 물질은 공기 중에 널리 분포하며, 단백 성분이 포함된 물질은 어느 것이나 알레르겐으로 작용한다. 알레르기성 비염의 원인인 집먼지진드기는 길이가 0.2mm 정도로 카펫이나 담요·침대 매트리스·천으로 만든 소파·오래된 책 속 등에 기생하다 호흡기로 들어와 질환을 일으킨다. 꽃가루 역시 단백질을 함유하고 있으며, 호흡기 알레르기성 질환의 중요한 원인 물질이다.

곰팡이 포자는 번식을 위해 공기 중에 방출하는 수정란이 알레르기를 일으키는 중요한 물질이다. 일반적으로 습기가 많거나 강우량이 많은 계절에 포자가 많이 돌아다닌다.

동물성 원인물질로는 동물의 털·타액·오줌 등이 있다. 특히 실내에서 기르는 애완용 동물로부터 감염될 확률이 높다. 가장 주의해야 할 동물은 고양이이고, 이 밖에 말·소·양·염소·돼지·토끼·쥐 등으로부터도 감염된다. 바퀴벌레도 알레르기성 비염을 일으키는 주요 원인이다.

진단 증상이 나타나는 시기와 원인 등을 종합해 판단한다. 먼저 증상과 함께 환경 또는 직업과의 관련성, 가족력에 대한 사항도 점검한다. 대부분 20세 이전에 증상이 나타나지만, 최근에는 나이를 불문하고 발병한다. 같은 알레르기성 비염이라도 원인물질은 모두 다르므로 환자의 병력을 상세히 관찰해 원인물질과의 인과관계를 찾아내는 것이 중요하다.

코막힘이 한쪽에만 있는 경우 비용종이나 해부학적인 결함, 종양 등에 대해서도 조사한다. 냄새를 맡지 못하는 경우는 비용종이나 심한 비염에서도 나타난다. 코막힘이 있으면 인후염·구강 건조증·인두건조증·콧소리·코골이 등이 동반된다. 재채기는 보통 발작적으로 여러 번 계속해서 나타난다.

어린이는 코막힘과 구강 호흡이 오래 지속되면 윗입술이 올라가며, 윗니보다 아랫니가 먼저 나오고 구개 부분이 올라가게 된다. 눈 주위로 푸른 빛깔이 보이기도 하며 눈이 붓거나 점액성 눈물, 눈물 과다 등의 증상이 나타나기도 한다. 계절에 관계없이 연중 지속적으로 발생하는 알레르기성 비염의 경우 원인물질을 확인하기 위해 피부시험을 한다.

치료 알레르기성 비염은 체질과 원인물질, 유발인자 등 크게 3가지 요인이 함께 영향을 미치는 질환인데 불행하게도 아직 완치를 위한 치료법이 없다. 그렇다고 민간요법 등에 매달리는 것은 더 큰 문제를 야기한다. 단지 이들 요소를 적절히 조절하는 것이 가장 근본적인 치료방법이다. 그러나 알레르기성 체질은 일종의 유전적 경향을 가지므로 근본적으로 조절할 수 없다. 따라서 원인물질과 유발인자를 피하거나 환경을 조절하고 면역치료를 함으로써 저항력을 키우는 방법이 사용된다.

일반적으로 원인이 되는 물질을 환자 주위에서 완전히 제거하는 회피요법을 비롯해 찬 공기 또는 급격한 온도변화, 담배연기, 방향제나 스프레이 등을 피하는 환경요법, 원인물질을 회피하기가 현실적으로 어려운 경우 증상을 일시적으로 가라앉히기 위한 대증요법 등이 사용되고 있다. 대증요법은 증상에 따라 사용하는 약제가 다른데, 가장 흔히 사용하는 약제는 항히스타민제다. 알레르기성 질환의 원인물질에 저항력을 키워주는 면역요법도 있다.

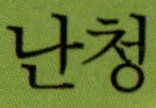

난청

어, 소리가 안 들리네…
내가 벌써 난청이 왔나

난청은 소리를 받아들이는 귓바퀴부터 복합적으로 분석하는 뇌까지의
청성 회로의 일부가 역할을 다하지 못해
작은 소리를 듣지 못하거나 들리는 소리를 구분할 수 없는 상태다.
외이나 중이가 나빠서 음 전달에 문제가 발생,
청력이 떨어지는 경우를 '전음성 난청' 이라 한다.

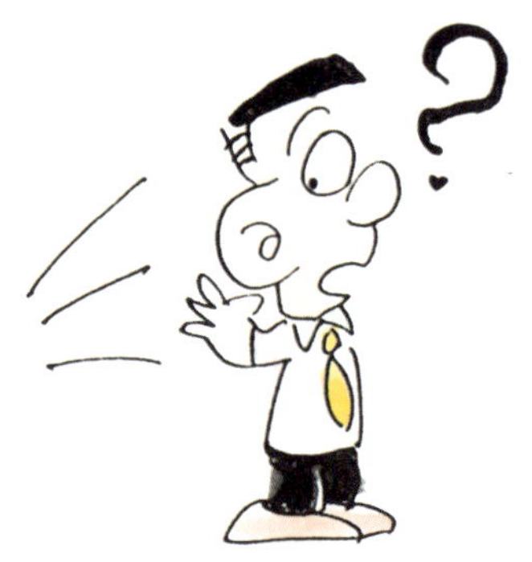

평소 목소리가 커 주변 사람들로부터 많은 핀잔을 들었다는 김모씨(55세). 어느 날 가족들의 권유로 병원에서 받은 청력검사 결과 노인성 난청으로 판명됐다. 이제 겨우 중년에 접어든 나이에 노인성 난청이라는 진단을 받은 그는 그야말로 큰 충격을 받았다. 특히 김씨와 같이 노인성 난청은 노인에게서 많이 발생한다고 붙여진 이름이나 실은 나이와 상관없이 청력기관의 퇴화를 가리키는 이름이다. 그런데 최근 이 노인성 난청의 발생 연령층이 점점 낮아지고 있다. 더욱이 난청의 정도가 심하지 않을 경우 본인은 느끼지 못하고 일상생활에도 불편함이 없으나 일반적으로 40데시벨이 넘으면 문제가 된다. 현재 양쪽 귀로 거의 들을 수 없는 경우에는 2급 장애자로 판명되며, 특히 어린아이가 말을 하기 전에 난청이 발생하면 언어발달에도 많은 문제를 일으키는 등 사회적인 문제로까지 발전한다.

치매가 아니라 난청이라고? 연령이 낮아지고, 나이에 관계없이 보청기 착용이 늘어나는 것은 최근 소음 노출이 심하기 때문으로 분석된다. 더구나 이어폰을 꽂고 음악을 듣는 젊은층에서 심해 노인성 난청은 사회적으로도 많은 문제가 된다고 전문의들은 경고한다. 오랜 시간 이어폰 등으로 음악 등을 들으며 생활하는 젊은층의 경우 10~20년 뒤 이명이나 난청으로 병원을 찾게 되는 환자가 늘어날 것으로 예상된다.

현재 소리를 제대로 듣지 못해 난청클리닉이나 이비인후과를 찾는 사람들의 주된 증상은 난청이지만 귀울림이나 귓물, 귀의 통증, 언어장애 등을 동반하는 경우도 많다. 또한 한가지 소리가 두가지로 들리는 복청현상과 자신의 말 소리가 더욱 크게 들리는 자가강청, 귀에 무언가 꽉 찬 느낌이 드는 경우, 소리가 조금만 커져도 고통을 느끼는 청각과민 등으로 병원을 찾는 환자도 많다. 생후 8개월이 되도록 소리에 아무런 반응을 하지 않는 신생아나 자꾸 엉뚱한 대답을 해서 치매를 의심해 병원 신경과를 찾았다가 난청이 발견된 사람 등 다양하다.

소리는 어떻게 전달되나 소리는 고막의 떨림이 소리를 전달하는 이소골로 이어지고, 내이(內耳)의 달팽이관 중이 외이(外耳) 청신경의 순으로 전달되는 과정에서 어느 한 부분이라도 고장이 나면 소리가 들리지 않는다. 청각기관 가운데 외이와 중이는 소리를 모아서 크게 하는 증폭기관이고 증폭된 음을 달팽이관이라는 와우로 전달하는 역할을 한다. 와우가 들어온 소리를 분석, 청신경을 통해 뇌로 전달하면 뇌에서 복합적으로 분석해 상대방의 말을 이해하게 된다. 사람이 들을 수 있는 음의 주파수 영역은 20~2만헤르츠이며, 음의 강도에 대한 영역은 약 0~120데시벨로 이보다 큰 소리를 듣게 되면 불쾌감이나 통증을 느끼게 된다.

어떻게 치료하나 난청은 소리를 받아들이는 귓바퀴부터 복합적으로 분석하는 뇌까지의 청성 회로의 일부가 역할을 다하지 못해 작은 소리를 듣지 못하거나 들리는 소리를 구분할 수 없는 상태다. 외이나 중이가 나빠서 음 전달에 문제가 발생, 청력이 떨어지는 경우를 '전음성 난청'이라 한다. 대표적인 예로는 소아에서 '귀에 물이 찼다'라고 알려진 삼출성 중이염과 성인에서 '고름이 계속 나온다'는 만성중이염이 있다. 이런 경우에는 대부분 약물이나 수술적 방법으로 치유가 가능하다. 또 선천성 난청은 신생아 1,000명 가운데 한두명꼴로 발생하며, 대부분 보청기나 청각재활을 통해 치료하지만 정도가 심하면 인공와우 이식술로 치료가 가능하다. 인공와우 이식술은 지난 90년대만 해도 2,000만원이 들었지만 2007년부터는 의료보험 혜택으로 본인 부담이 400만~500만원 수준으로 떨어졌다.

와우 자체가 나빠서 소리의 분석능력이 떨어지거나 와우에서 분석된 정보를 뇌로 전달하는 청신경이 나쁜 경우를 '감각신경성 난청'이라고 한다. 예로는 소음에 의한 '소음성 난청', 귀에 해로운 약에 의한 '이독성 난청', 나이가 들면서 나타나는 '노인성 난청' 등이 있다. 이런 경우 청력 손실의 정도에 따라 보청기 등의 보조장구를 착용할 수 있는데, 사람에 따라 손실 정도가 다르므로 반드시 전문가의 도움을 받아 보청기를 맞춘다. 보청기를 착용해도 큰 도움을 받지 못할 정도로 심하면 인공와우 이식술을 한다.

중년 이후 매년 청력검사 필요 중년 이후에는 당뇨와 고지방혈증과 같은 성인병에 의한 이차적인 청력 손실도 예상되므로 청력에 대해 항상 신경을 써야 한다. 좋은 청력을 유지하기 위해서는 담배를 금하는 것이 좋으며, 커피·홍차 등 카페인 음료를 삼가는 한편 지나치게 시끄러운 곳에는 가지 않는다. 약 처방 시에도 청력에 무리가 가지 않는 약을 요구하고, 적어도 1년에 한번은 정기적으로 청력검사를 한다. 난청에는 특별한 비법이 있는 건 아니지만 교통량이 많은 도로변, 건설현장 등 시끄러운 환경을 피한다. 기계음이 심한 직장에 근무하는 사람은 귀마개를 하는 방법도 있다.

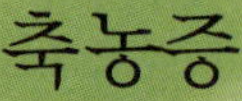

축농증

답답한 코
시원하게 뚫어 보자

축농증을 예방하기 위해서는
무엇보다 감기에 걸리지 않도록 해야 한다.
또한 흡연과 음주, 건조한 공기에 노출되는 것 등은
축농증을 악화시킬 수 있으므로 조심해야 한다.

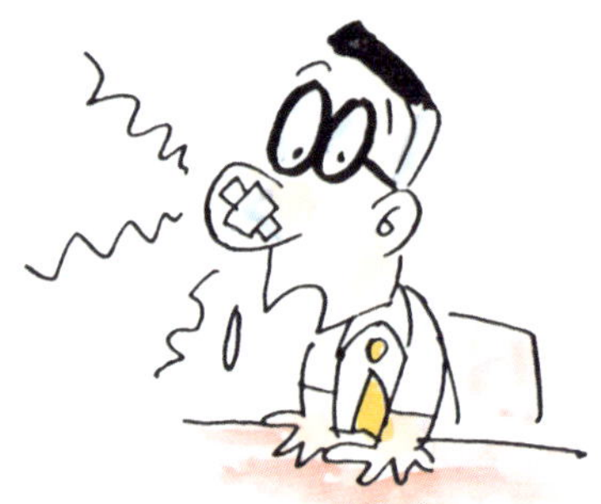

감기는 그 자체보다도 이로 인한 각종 후유증이 뒤따른다는 데 문제의 심각성이 있다. '축농증' 은 감기로 인해 발생하는 경우가 많은 대표적인 질환이다.

축농증은 전문용어로는 '부비동염' 이라고 부른다. 코 주위 머리뼈 속에는 공기가 차 있는 빈 공간이 양쪽에 있는데, 이 공간을 '부비동' 이라고 하며, 콧속과 작은 구멍으로 연결되어 있다. 축농증은 이 공간인 부비동에 어떤 원인에 의해 염증이 생겨 점막이 붓거나, 고름 같은 누런 콧물이 고여 있는 상태를 말한다. 이런 염증이 지속되는 기간에 따라 급성 또는 만성 축농증으로 나누게 된다.

어떤 증상을 보이나 급성 축농증은 공기 흐름이 원활하지 못함에 따라 만성 피로감과 두통·미열·코막힘·누런 콧물·안면 부위가 붓는 증상 등을 보인다. 만성 축농증의 경우 코막힘과 누런 콧물이 계속 나오고, 콧물이 목 뒤로 넘어가는 증상을 보이게 된다. 이런 상태가 더 진행되면 냄새를 잘 맡지 못하게 되고, 두통이 생기며 집중력도 떨어진다. 기관지 천식이 있는 경우에는 이런 증상을 더욱 악화시킬 수 있다.

특히 만성 축농증 증세가 지속되면 기관지나 폐에도 영향을 주어 기관지염이나 기관지 확장증 등의 전신 질환이 생길 수 있다. 또한 계속되는 '후비루'(목 뒤로 가래가 넘어가는 것)로 인해 소화불량이나 위염까지 일으키는 경우가 있다.

원인과 진단 부비동은 콧물과 비슷한 분비물을 내어 콧속으로 연결되는 통로로 배설되게 된다. 이 통로는 가벼운 감기나 세균의 감염으로도 쉽게 점막의 부종을 일으켜 통로가 막히게 되고, 부비동 내에 배설물이 고이게 된다. 시간이 흐를수록 부패되는 것을 축농증이라 한다.

또 인두염이나 알레르기성 비염, 코뼈가 휘거나 종양 등에 의한 구조적 이상도 축농증의 발생 원인으로 작용하기도 한다. 이 밖에 기온과 습도의 변화·대기오염·유전적 요인 등에 의해서도 발생한다.

만성 피로감과 코 훌쩍거림·두통·코막힘·누런 콧물 등의 증상만으로도 축농증을 의심할 수 있다. 이런 증상을 보인 경우 이비인후과에서 코 안을 관찰하거나 내시경을 이용해 병변을 정확하게 진단할 수 있다. 최근에는 CT촬영을 통해 부비동의 구조와 병변을 자세히 알 수 있다.

치료 우선 4~6주간의 항생제·점액 용해제 등을 투여하는 약물요법을 시행하고, 효과를 관찰한 후 호전되지 않거나 재발이 잦고 물혹이 동반되는 경우에는 수술을 한다. 약물 치료에 효과가 있을 경우 콧물이 점차 묽어지며, 그 양도 줄어들게 된다. 그러나 약물 치료에 효과가 없는 만성 부비동염은 수술을 해야 한다. 수술은 과거에는 윗입술을 들고 입안을 통해 부비동에 접근, 시술하는 방법을 주로 사용했지만 최근에는 대부분 내시경 수술로 간편하게 시술하고 있다. 내시경 수술은 모든 수술적 조작이 콧구멍을 통해 이뤄지기 때문에 수술 상처가 남지 않는다는 장점이 있다.

내시경 수술은 통증이 거의 없으며, 출혈도 기존 수술 방법보다 적다. 또한 얼굴이 붓거나 남의 살같이 느껴지는 단점이 없을 뿐만 아니라 축농증의 원인 부위 병변을 제거하므로 재발 가능성도 낮다. 특히 연령에 관계없이 누구나 받을 수 있다는 장점도 있다. 수술 후의 경과를 확인하기 위해 몇 차례 재진단을 받을 필요가 있는데, 특히 물혹이 심했던 경우는 수술 후 4~5주 뒤에 물혹(비용·코버섯)의 재발 여부를 반드시 확인해야 한다.

내시경 수술이라고 해서 물혹이 재발되지 않는 것은 아니다. 물혹이 재발하는 것을 내시경을 통해 조기에 발견할 수 있기 때문에 다시 입원을 하지 않고도 외래에서 내시경으로 간단히 처치할 수 있다.

예방 축농증을 예방하기 위해서는 무엇보다 감기에 걸리지 않도록 해야 한다. 또한 흡연과 음주, 건조한 공기에 노출되는 것 등은 축농증을 악화시킬 수 있으므로 조심해야 한다.

백내장

어느날 눈이 '침침'
당신의 눈 안녕하십니까

백내장의 원인은 여러 가지가 있으나
후천적 백내장이 나타나기 쉬운 중년 이후에는 정기검진을 통해
시력 · 안압 등을 측정해야 한다. 일단 백내장 진단을 받은 경우에는
적절한 시기에 수술을 받는 것이 중요하다.

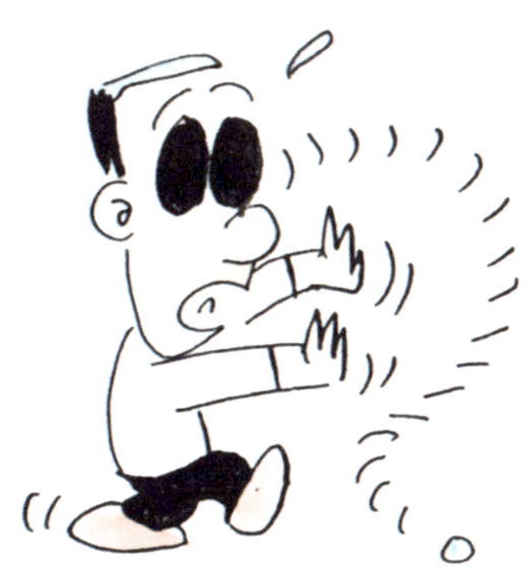

국민건강보험공단이 발간한 우리나라 병원의 주요 통계에 따르면 우리나라 의료기관에 가장 많은 입원진료는 분만이며, 이어 치핵(19만9,718명)과 노인성 백내장(13만5,676명) 질환이었던 것으로 나타났다. 특히 노인성 백내장은 급속히 증가하고 있다. 나이가 들어감에 따라 피할 수 없는 질환으로 우리 앞에 다가선 것이다. 그러나 이 같은 백내장도 이젠 의학의 발달에 따라 쉽게 치료할 수 있는 질환이 됐다. 다만 제때 적절한 치료를 받아야 좋은 치료효과를 거둘 수 있다는 것을 명심해야 한다.

사람의 눈은 카메라와 똑같다고 보면 된다. 즉 수정체는 사물과의 거리와 초점을 재고 인식하는 카메라 렌즈에 해당한다. 수정체는 정상인 경우 투명한 구조를 유지하고 있지만 어떠한 원인으로 인해 수정체가 혼탁되는 증상이 나타나는데 이를 백내장이라 한다.

백내장의 원인은 여러 가지가 있으나 후천적 백내장이 나타나기 쉬운 중년 이후에는 정기검진을 통해 시력·안압 등을 측정해야 한다. 일단 백내장 진단을 받은 경우에는 적절한 시기에 수술을 받는 것이 중요하다. 더구나 당뇨병이 있는 경우에는 정상인에 비해 백내장이 일찍 올 수 있고 빨리 진행되므로 당뇨병의 철저한 조절이 필요하다.

일반적으로 백내장 환자는 동통이나 분비물, 눈의 불편함 등의 증세가 없으며, 점차적인 시력 감퇴만을 호소하게 되는 경우가 대부분이다. 가끔씩 백내장에 의한 합병증으로 녹내장 등 다른 이상이 생기게 되면 동통 등 다른 증세가 나타나는 수도 있다. 외상성 백내장이나 합병성 백내장 등의 경우 시력감퇴가 급격히 나타나기도 한다.

일반적으로 백내장 치료는 복용약이나 여러 가지 점안약을 사용해 초기의 진행 속도를 지연시키는 효과를 기대할 수는 있다. 하지만 모든 사람에게 효과가 있는 것은 아니며 백내장이 완전히 치료되지도 않는다. 어느 정도 진행된 경우에는 별

효과가 없기 때문에 아직까지는 수술이 가장 좋은 치료로 알려져 있다.

수술 후 시력 회복 정도의 여부는 수정체뿐만 아니라 각막, 망막 등 우리 눈의 여러 가지 요소에 의해 결정된다. 백내장 수술은 수정체에만 해당되는 수술이므로 수정체 외의 다른 원인에 의한 시력장애는 백내장 수술만으로는 회복되지 않는다. 그러나 다른 이상이 없고 백내장만 있을 경우 수술 후 시력은 백내장 진행 전의 시력으로 회복되며, 경우에 따라서는 인공수정체 도수의 조정에 따라 수술 전 근시나 원시의 교정도 가능하다.

백내장 외에 시력장애를 일으킬 만한 다른 질환이 없는 환자의 경우는 수술 후 약 90% 이상 시력 개선 효과가 있다. 인공 수정체의 굴절 오차를 보완하기 위해서는 원거리용 안경이나 독서용 근거리 안경이 필요하다.

백내장 바로 알고 대처하자

어떤 게 있나

노인성 백내장 나이가 들면서 수정체가 대사장애를 일으켜 서서히 그 투명성을 잃어가는 것이다. 50세가 넘으면 거의 모든 사람에게 백내장이 시작된다.

외상성 백내장 외상으로 수정체가 파열되거나, 타박으로 인해 수정체 혼탁이 오는 경우다.

당뇨병성 백내장 당뇨환자는 수술 후 염증이 잘 발생하고 치유기간이 늦으며 출혈 등의 부작용이 잘 생기므로 철저한 검사 및 적절한 치료 후에 수술해야 한다.

선천성 백내장 대부분이 원인 불명이지만 유전성인 경우와 태내 감염 또는 대사 이상에 의한 것도 있다. 수정체 혼탁이 심해 시력 발달에 영향을 미칠 경우에는 가능한 빨리 수술해야 한다.

수술 시기는 일반적으로 시력감퇴 때문에 일상생활에 불편함을 느끼게 되면 수술시기가 되었다고 볼 수 있다. 비슷한 정도의 백내장으로도 개개인에 따라 시력감퇴 및 그 느끼는 정도의 차이가 있으므로 백내장으로 진단을 받았다 하여 바로 수술을 받는 것은 아니다. 다만 일상생활에 불편한 정도에 따라 즉시 수술을 받을 필요가 있는 경우도 있다. 또한 너무 백내장이 많이 진행된 경우에는 수술이 어려워지므로 적정한 시기를 놓치지 말고 수술받는 것이 중요하다.

수술 방법은 혼탁된 수정체를 적출한 후 인공 수정체를 넣어 적출된 수정체의 굴절력을 보충해준다. 수술시 마취는 대개 국소 마취로도 충분하지만 협조가 어려운 경우나 소아 환자의 경우 전신 마취가 필요하기도 하다. 요즘은 작게 절개해 초음파 유화흡입술로 수정체를 제거하는 수술 방법이 개발돼 수술 당일 퇴원이 가능하지만 안전을 위해 며칠간 입원하기도 한다.

노안

가까운 거리도 침침
나이들면 나타나는 현상

어느 날 갑자기 신문이나 책의 글씨가 가까운 거리에서
침침하게 보이면 노안을 의심해야 한다.
노안이 오면 결국 돋보기를 쓰지 않고는 글을 읽을 수 없는 상황에 이르게 된다.
특히 젊어서 근시로 인해 근시안경을 쓰는 인구가
거의 기하급수적으로 늘어나고 있는 상황에서
돋보기까지 써야 하는 불편을 초래하는 것이다.

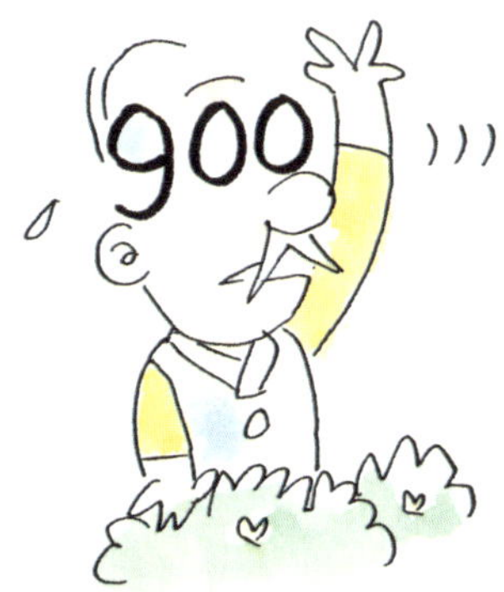

'몸이 1,000냥이면 눈은 900냥' 이라는 말이 있을 정도로 예부터 눈은 우리 몸 가운데 아주 중요한 부분을 차지했다. 최근 라식수술 등 다양한 굴절교정 수술의 발달로 안과에 대한 일반인들의 관심도 높아지고 있다. 그러나 사람은 40세 이후부터 조금씩 시력이 떨어지게 되는데, 이는 나이가 들면서 눈의 주된 굴절 기관인 수정체의 탄력이 없어지면서 중심핵이 커지고, 이에 따라 모양체 근육이 수축해도 수정체가 굴절력을 증가시킬 수 없기 때문이다. 이럴 경우 가까이에 있는 것이 또렷하게 보이지 않아 돋보기가 필요하게 되는데, 이를 노안(眼)이라고 한다.

증상 어느 날 갑자기 신문이나 책의 글씨가 가까운 거리에서 침침하게 보이면 노안을 의심해야 한다. 노안이 오면 결국 돋보기를 쓰지 않고는 글을 읽을 수 없는 상황에 이르게 된다. 특히 젊어서 근시로 인해 근시안경을 쓰는 인구가 거의 기하급수적으로 늘어나고 있는 상황에서 돋보기까지 써야 하는 불편을 초래하는 것이다. 노안은 개인의 수정체 굴절 상태, 동공 크기, 개인 작업의 특성 등 여러 요인으로 생겨난다. 아무런 굴절 이상이 없는 정시안(정상의 눈)의 경우 44~46세가 되면 가까운 거리의 물체를 식별하거나 작은 글씨를 읽는 데 어려움을 느끼게 된다. 이러한 증상은 조명이 어두울 때, 피곤할 때, 이른 아침에 더 심해진다.

진단 노안이 오는 것은 병적 현상이 아니고 생리적 현상이다. 따라서 근거리 시력 저하가 시작되면 안과 의사와 상담한 후 근거리 교정용 안경을 사용하는 것이 좋다. 흔히 안경점에서 무턱대고 돋보기를 사서 사용하는 경우가 많은데, 이는 개인의 굴절 상태를 무시하는 것이므로 피하도록 한다. 또한 안경을 착용하기 전에 안과 전문의에게 굴절 검사 및 처방을 받아 자신에게 맞는 근거리 안경을 사용하는 것이 바람직하다. 굴절 검사를 받다 보면 의외의 결과도 알게 된다. 즉 45세 이후에 근거리 안경 없이도 책을 읽을 수 있다면, 기존 굴절 상태가 근시임을 보여준다는 점이다. 또 노인성 백내장과 노인성 황반변성도 시력 저하의 원인이 될 수 있으므로 40세 이후에는 정기적으로 외래 진찰과 검사로 이 같은 질병을 조기에 발견·치료하는 것이 중요하다.

치료 노안을 정확히 교정하기 위해서는 근거리용 안경(돋보기)을 써야 한다. 이러한 근거리 안경을 쓰면 가까운 곳은 명확하게 보이고, 먼 곳의 사물은 뿌옇게 보인다. 이를 없애기 위해 중간 거리의 사물을 뚜렷하게 보이도록 교정하는 안경을 따로 사용할 수 있다. 반면 하나의 안경에 먼 곳과 가까운 곳의 물체를 한번에 볼 수 있도록 만든 이중초점렌즈나 먼 거리, 중간거리, 근거리의 사물을 모두 볼 수 있도록 만든 삼중초점렌즈 또는 다중초점렌즈를 사용할 수도 있다.

최근에는 수술로 노안을 치료하는 방법도 일부 안과에서 시도해 좋은 치료 효과를 보이기도 한다. 이럴 경우 안경과 돋보기 없이 일상적인 생활이 가능할 정도로 치료효과가 좋다. 노안 수술은 근시교정 수술인 라식수술과 난시교정 수술이 한꺼번에 이뤄질 수 있기 때문에 안경과 돋보기 사용의 불편함을 일시에 없앨 수 있는 장점이 있다.

단지 노안교정 수술의 경우 수술 후 약 10~15년까지 교정효과가 지속되는 것으로 알려져 있다. 이에 따라 외국에서는 주로 50대 이후에 시술을 하고, 65세 전후에 한번 더 시술을 해 주는 것을 원칙으로 하고 있다. 이 교정수술의 장점은 언제나 재수술과 추가수술이 가능하고 부작용이 거의 없다는 것이다. 또 단 10분 정도의 시술시간이면 수술 후 바로 신문을 볼 수 있을 정도로 노안 치료에 좋은 효과를 거두고 있다.

안구건조증

메마른 눈물
"정말 울고 싶어라"

마음의 창이라는 우리 눈에 눈물이 적게 만들어지거나
눈물이 너무 많이 증발해 발생하는 안구건조증 또는 건성안은
찬바람을 맞으면 눈물이 끊임없이 나오기도 하는 등
일상생활을 하기에도 힘든 경우도 많다.

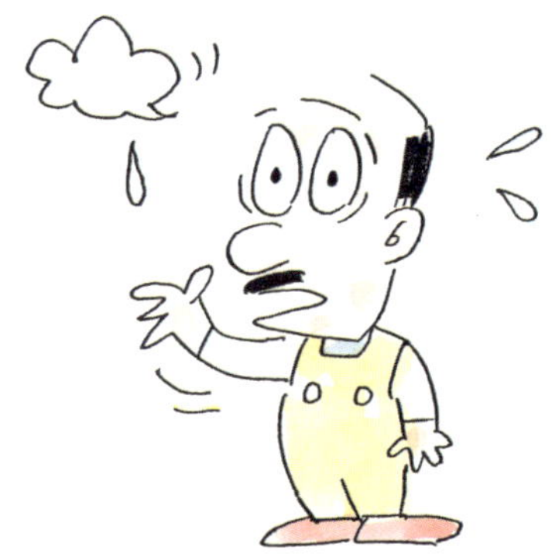

날씨가 추워지거나 건조한 날이 계속되는 계절만 오면 더욱 힘든 하루하루를 보내야 하는 환자가 있다. 마음의 창이라는 우리 눈에 눈물이 적게 만들어지거나 눈물이 너무 많이 증발해 발생하는 안구건조증 또는 건성안은 찬바람을 맞으면 눈물이 끊임없이 나오기도 하는 등 일상생활을 하기에도 힘든 경우도 많다. 건성안은 단순히 눈물이 메마른 것이라고 알고 있지만 실제로는 눈물의 분비량은 많은데도 그 기능이 떨어져 있는 경우도 있다.

왜 생기는가 눈을 편안하게 만들어 주는 자연 윤활제인 눈물은 안구 표면 위에 얇은 막을 형성하고 있으며, 지방층과 수성층·점액층 등 3가지 성분으로 이뤄져 있다. 안구건조증은 눈물 분비량이 양적으로 크게 줄어들거나 3가지 성분 중 한가지라도 부족하게 되는 불균형 증상이 보이면 눈물막이 불안정해지고, 눈물이 쉽게 마른다. 특히 눈물은 나이가 들어감에 따라 자연적으로 줄어든다. 통상적으로 40대 중반 이후부터 급격하게 줄어들기 시작한다.

또한 폐경기 여성들은 호르몬 부족으로 호르몬에 의해 자극되는 눈물샘 조직의 분비기능이 약해져 안구건조증의 증상이 더욱 심해지기도 한다. 결막·각막염을 앓은 후나 화학물질 등으로 눈에 상처를 받은 후, 자동차 배기가스나 건물 신축 때 사용하는 유기용매 등으로 인해서도 안구건조 증상이 더욱 심해지므로 주의해야 한다.

증상은 환자마다 다양하게 나타난다. 단순히 비눗물이 들어간 느낌이나 콕콕 찌르는 상태, 모래가 들어간 것 같은 이물감, 뻑뻑함, 눈꺼풀이 무거운 느낌, 안구 피로 증상 등으로 나타난다. 일부에서는 통증과 가려움 증상을 보이기도 한다. 이런 증상은 대부분 저녁에 더욱 심해진다. 잠을 잘 때는 눈을 깜빡거리지 않아 눈물이 적게 나오지만 아침에 일어날 때에는 증상이 더욱 심해진다. 책을 읽거나 텔레비전을 볼 때, 컴퓨터 사용 시, 운전 등과 같이 반복적으로 눈을 집중해 사용하는 경우에도 눈을 깜빡이는 횟수가 줄어들면서 안구 표면이 더욱 건조해져 증상을 더욱 악화시킨다. 간혹 눈물이 오히려 정상보다 많이 나오는 증상을 경험하게 되는데, 이는 안구건조증으로 인해 눈물의 윤활작용이 나빠져 눈물의 양이 일시적으로 증가함으로써 나타나는 현상이다. 이 눈물은 그러나 대부분 단순히 물로만 이뤄져 있어 지방성분이나 점액성분이 부족해 정상적인 눈물이 갖고 있는 윤활작용은 하지 못한다는 점을 알아야 한다.

진단은 어떻게 하나 환자 스스로 진단하는 것이 가장 중요하다. 그러나 이에 앞서 과거나 현재 각종 안과 질환이 있다거나 약을 복용하는 등은 전문의와 상담하는 것이 필요하다. 특히 눈꺼풀이나 결막의 질환 유무를 알아내 원인질환을 찾아보는 한편 각막의 상태로 병의 상태를 정확하게 파악해야 한다. 또 눈물 양의 측정으로 눈물 분비량을 재어볼 수도 있으며, 눈물층의 상태를 알아보는 검사도 할 수 있다. 그러나 안구건조증 진단은 원인 질환에 대한 검사와 함께 환자 자신의 주관적인 관찰이 가장 중요한 역할을 한다는 점을 기억해야 한다.

치료 1차적 치료는 부족한 눈물을 인공눈물로 보충해 주어야 한다. 인공눈물의 종류는 여러 가지가 있으며, 성분이 조금씩 다르기 때문에 한가지 인공눈물로 효과가 없다면 다른 인공눈물로 바꿔야 한다. 인공눈물은 자주 그리고 규칙적으로 넣어줘야 한다. 단순히 불편할 때만 넣어주면 치료효과는 떨어진다. 인공눈물을 넣어주는 횟수는 1시간에 한번 이상 넣어줘야 하는 사람이 있는가 하면 하루 3~4회만으로도 충분한 경우도 있다. 사람에 따라 다양하다. 그러나 증상이 심한 경우에는 안연고 형태의 인공눈물을 함께 사용하기도 한다. 이같이 인공 눈물로도 치료가 잘 되지 않는 경우에는 눈물이 배출되는 구멍을 일시적이나 영구적으로 막기도 하며, 아주 증상이 심할 경우에는 일시적으로 눈꺼풀을 봉합하는 수술을 하기도 한다.

주변 환경에 신경써야 주변이 건조하면 눈물의 증발이 많아져 증상이 심해진다. 따라서 겨울철 실내에서 생활할 때에는 가습기 등 적절한 습도를 유지해 주는 것이 필요하다. 또한 머리 염색, 헤어드라이어, 스프레이 등은 가급적 사용하지 않도록 한다. 또 장시간 책을 읽거나 컴퓨터 사용, 운전 등도 증상을 더욱 악화시 킨다는 점을 알아야 한다.

안구건조증 자가진단 테스트 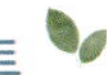

1. 아침에 일어나면 눈이 뻑뻑하고 충혈되어 있다.
2. 건조한 곳이나 공기가 탁한 곳에서는 눈이 화끈거린다.
3. 눈꺼풀에 염증이 자주 생긴다.
4. 눈에 자주 피로를 느끼며 눈곱이 남보다 잘 낀다.
5. 시야가 뿌옇게 보이고 통증이 있다.
6. 밝은 곳에서는 눈을 제대로 뜨기 어렵다.
7. 눈에 통증을 느끼면서 시력이 떨어졌다.
8. 콘택트렌즈의 착용이 어렵다.

8개 항목 중 2개 이상 해당되면 안구건조증이 의심되므로, 진단과 치료를 위해서는 안과 전문의와 상담하는 것이 좋다.

과민성방광염

너무 민감한 방광
참을 수 없는 소변

과민성 방광과 방광염의 공통된 증상은
소변이 자주 마렵다는 점이다. 때문에 이런 환자들은 반드시
공공 장소에 가거나 고속버스 등을 타고 장거리 여행을 할 때
습관처럼 화장실의 위치를 확인하는 버릇이 생기게 된다.

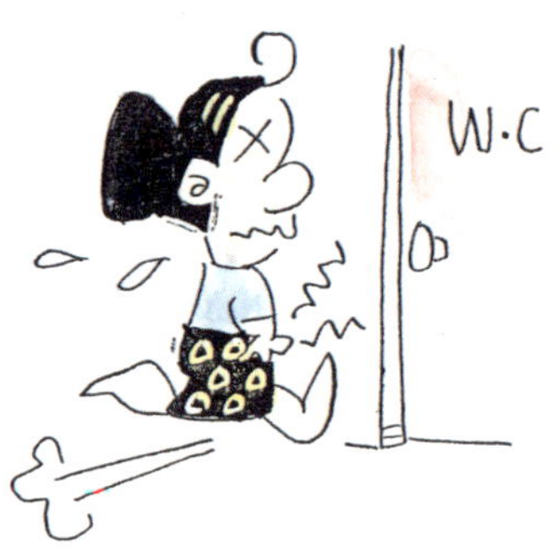

우리나라 중년 이후 여성의 대표질환이지만 잘 알려져 있지 않고 그저 속으로만 끙끙 앓는 질환이 있다. 바로 '과민성 방광'이다. 평소 소변을 자주 보게 되고, 갑자기 소변이 마렵거나 참기 어려운 증상을 보이는 질환이다. 이 과민성 방광은 중년 이후의 여성 2명 중 1명이 앓고 있을 만큼 흔하다. 통계에 따르면 전체 여성의 40~70%가 과민성 방광 증상을 갖고 있는 것으로 알려져 있을 만큼 흔한 질환이지만 정작 본인들은 이를 병으로 생각하지 않고 있다. '방광염'은 과민성 방광과 증상은 비슷하지만 대부분 세균 감염에 의해 발생하는 질병으로 치료방법 역시 전혀 다른 질병. 다만 과민성 방광처럼 우리나라 여성이 평생 한번 정도는 감염되는 것으로 알려져 있다.

증상 과민성 방광과 방광염의 공통된 증상은 소변이 자주 마렵다는 점이다. 때문에 이런 환자들은 반드시 공공 장소에 가거나 고속버스 등을 타고 장거리 여행을 할 때 습관처럼 화장실의 위치를 확인하는 버릇이 생기게 된다. 그만큼 소변을 자주 보게 된다는 것이다. 소변이 마려울 때 참지 못하고 소변이 계속 새서 속옷을 적시는 현상인 절박성 요실금도 과민성 방광이 있을 때 나타나는 현상이다.

방광염은 과민성 방광과 증상이 비슷하지만 약간의 차이는 있다. 흔히 오줌소태가 생겼다는 말을 하는데, 이는 '소변을 자주 본다' '소변을 봐도 시원하지가 않다' '또 보고 싶다'는 등의 생각을 하게 되며, 소변을 볼 때 찌릿찌릿한 느낌과 함께 아프거나 불쾌한 증상을 보이게 된다

진단 소변검사가 필수적이다. 이런 증상을 보일 경우 방광의 염증성 질환이나 감염성 질환, 특히 소변에 피가 섞여 나오면 방광암과 같은 악성 질환을 의심해야 하기 때문에 반드시 비뇨기과에서 정밀검사를 받는 것이 좋다.

방광염은 여성의 생식기와 너무 가까이에 위치해 있어 자연스럽게 세균에 감염되기 때문에 아무리 청결을 유지한다고 해도 평생에 한번쯤은 걸릴 수 있다는 것을 알아야 한다. 특히 방광염은 과민성 방광과 비슷한 증상을 보이지만 주로 세균

감염에 의해 발생하므로 소변검사를 통해 염증세포나 세균이 나타나면 방광염으로 진단하게 된다.

과민성 방광의 이상적인 치료는 근본원인을 제거하는 방법이다. 그러나 대부분 근본적인 치료를 하기 어려운 경우도 많다. 현재 방광 수축을 억제하는 약물을 많이 사용하고 있는데, 입이 마른다거나 졸음·변비·어지럼증 등 부작용이 나타날 수도 있다. 최근에는 이런 부작용을 크게 줄인 약들이 개발돼 좋은 효과를 보고 있다.

약물 치료와 함께 일정한 간격을 두고 소변을 보게 하는 방광 훈련도 좋은 치료 효과를 보이고 있다. 소변을 참는 연습을 반복, 소변 보는 간격을 서서히 늘려가는 방법을 '방광 훈련'이라고 한다.

이 밖에 골반근육을 강화하는 운동이 있다. 똑바로 바닥에 누워 무릎을 굽힌 상태에서 숨을 들이마시며 엉덩이를 서서히 든다. 이때 방귀를 참는 듯한 기분으로 항문을 위로 당겨 올리며, 조여준 상태에서 천천히 다섯까지 센다. 동작이 익숙해지면 질 근육을 당겨 올린다. 이어서 어깨 등 엉덩이 순서로 바닥에 닿게 하면서 힘을 빼는 방법이다. 그러나 방광염 환자는 세균에 의해 발생하기 때문에 반드시 비뇨기과 전문의와 상담해 적절한 치료를 받아야 한다.

과민성 방광 환자는 요실금을 악화시키는 만성적인 기침을 예방하기 위해 금연이 필수다. 또 골반 근육에 불필요한 압력을 줄이기 위해 적절한 운동으로 체중을 조절해야 한다. 이와 함께 자극적인 음식이나 매운 음식, 인공 감미료, 카페인이 든 커피·홍차나 사이다·콜라 등 탄산음료는 가급적 피해야 한다.

요실금

통제불능 '요' 녀석
이제 내가 관리한다

우리나라 중년 여성 10명 가운데 3~4명,
그리고 노인의 경우는 2명 중 1명꼴로 발생하고 있을 정도로
흔한 질병이 바로 요실금이다.
요실금은 자신이 원하지 않는 시기에 소변이 나와
속옷을 적시는 모든 경우를 말한다.

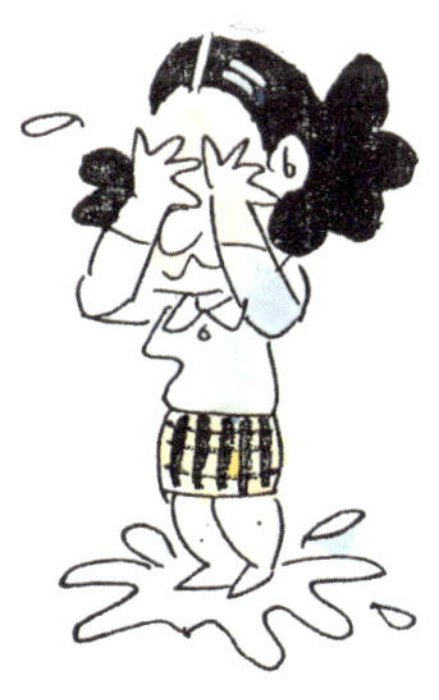

우리나라 중년 여성 10명 가운데 3~4명, 그리고 노인의 경우는 2명 중 1명꼴로 발생하고 있을 정도로 흔한 질병이 바로 요실금이다. 요실금은 자신이 원하지 않는 시기에 소변이 나와 속옷을 적시는 모든 경우를 말한다.

원인 요실금은 여러 가지 원인으로 발생하고, 남녀노소 모두에게 올 수 있지만 특히 중년 이후의 여성과 신경질환 환자, 노인에게서 가장 많이 나타난다. 특히 45~50세 전후로 급격히 늘어나 일반적으로 성인 여성의 35~40%에서 요실금이 있는 것으로 알려져 있다.

노인의 경우 요실금은 남자와 여자에게서 비슷하게 나타나고, 자택에서 생활하는 노인보다 양로원 등의 집단생활을 할 경우 더 높은 빈도를 보인다. 또한 요실금이 있는 노인에게서 치매, 활동장애, 우울증이 빈번히 관찰된다. 원인은 연령 증가에 따른 방광의 노화현상과 뇌신경질환(치매, 뇌종양, 파킨슨병)으로 발생하는 경우가 많다. 남자의 경우 전립선 비대증으로, 여성은 분만 및 폐경이 원인으로 작용하기도 하며, 당뇨병과 요실금을 일으키는 약물(이뇨제 등) 사용으로 발생하기도 한다.

종류 요실금은 재채기를 하거나 조금 심하게 웃기만 해도 소변이 나와 속옷을 적시는 복압성 요실금을 비롯해 방광의 수축에 의해 소변이 마려운 느낌이 있자마자 참지 못하고 소변이 나오는 절박성 요실금, 그리고 이 두가지가 혼합되어 나타나는 복합성 요실금 등으로 나눌 수 있다. 웃거나 재채기 또는 줄넘기 같은 뛰는 운동을 할 때 속옷을 적시는 요실금은 하루에 8회 이상 또는 자다가 두번 이상 소변을 자주 본다. 소변을 보아도 개운치 않고, 소변을 볼 때 통증은 물론 하복부에 불쾌한 통증이 있으며 소변색도 탁하다. 이런 소변 곤란 증상은 40대 이상 중년 또는 노년 여성이면 한두가지 이상 가지고 있는 흔한 증상이다. 특히 폐경 후 그 증상들이 악화되며, 창피하게 생각하여 숨기거나 치료를 포기해 증세를 더 악화시키는 경향이 있다.

치료 치료 방법은 약물치료, 골반근육운동, 전기자극치료, 바이오피드백과 같은 보존적 치료와 수술적 치료가 있다. 가능하면 수술을 하지 않고 치료하는 보존적 치료를 먼저 시도한 다음 심한 경우에는 수술을 하게 된다. 가장 흔한 복압성 요실금을 치료할 때는 수술적 치료가 가장 효과적이지만 요실금이 심하지 않거나 비교적 젊은 여성의 경우 골반근육운동이나 전기자극을 이용한 바이오피드백 치료도 효과적이다.

약물치료는 알파교감신경작용제와 폐경 여성에서 사용하는 호르몬요법제인 에스트로겐이 많이 사용돼 왔다. 하지만 복압성 요실금은 약물투여로는 완전한 치료를 기대하기는 어렵다. 절박성 요실금 치료에는 방광 근육의 긴장을 풀어주는 약물이 사용된다. 절박성 요실금을 치료하는 데 흔히 사용하는 약은 복용 시 입 안이 마르고, 변비 등의 부작용이 생길 수 있으나 최근에는 이와 같은 부작용을 줄이고 방광 수축만 억제하는 약도 개발됐다.

일반적으로 복압성 요실금은 수술하는 것이 비수술적 치료에 비해 성공률이 높다. 복압성 요실금에 대한 수술은 정상보다 아래로 처진 방광과 요도를 제자리로 복원해 주는 수술로, 굵은 실을 이용하여 방광 주위의 조직을 배의 근육이나 치골(뼈)에 고정시키는 수술 등 많은 수술방법이 시행돼 왔다. 최근에는 출혈과 흉터가 적은 복강경을 이용한 수술도 시행되고 있다. 수술 후 2~3일이면 퇴원할 수 있고, 수술 후 6~8주간은 수술 부위에 가벼운 통증을 느낄 수 있으며, 일시적으로 빈뇨나 절박뇨 증상이 나타날 수도 있다. 수술 후 2개월간은 무거운 것을 들지 않도록 주의해야 한다.

요실금 자가 진단표

다음과 같은 증상을 보이면 전문의와 상담하는 것이 좋다.

- 소변을 너무 자주 본다(빈뇨).

- 소변이 마려울 때 너무 급해서 화장실에 뛰어가야 한다(절박뇨).

- 소변이 급해서 화장실에 갈 틈도 없이 속옷을 적신다(절박성 요실금).

- 기침, 재채기, 소리 내어 웃을 때, 일하거나 걸을 때, 자세를 바꿀 때 소변이 흘러나와 내의나 기저귀를 적신다(무의식적 요실금).

- 자다가 소변을 보기 위해 자주 깬다(야간빈뇨).

- 소변 보기 전이나 소변을 보는 중에 통증이 있다(배뇨통).

- 소변을 시작하기 힘들다(배뇨지연).

- 소변 줄기가 약하다(세뇨).

- 소변을 봐도 개운치가 않고 덜 본 것 같다(잔뇨감).

요실금 예방법

올바른 배뇨습관을 기른다 4시간 이상 소변을 참았을 때 요실금 증상이 보이면 3시간 이상 소변을 참지 않도록 한다.

방광을 자극하는 음식을 피한다 알코올 음료와 커피·차·탄산음료·우유·카페인이 함유된 제품, 토마토와 토마토 가공제품, 매운 음식, 인공감미료, 초콜릿 등을 먹으면 절박성 요실금이 생길 수 있으므로 조심해야 한다.

에스트로겐 치료를 한다 폐경기 여성의 경우 여성호르몬인 에스트로겐을 투여하면 요실금을 예방할 수 있다.

변비를 치료한다 변비가 심하면 배의 압력인 복압이 올라가서 요실금이 나타나며, 장에 가스가 차서 방광을 자극하므로 소변을 자주 보게 된다.

금연을 한다 흡연은 기침을 발생시켜 방광을 자극, 요실금이 심해진다.

요로결석

내 몸 안에 돌덩어리
물을 많이 마시자

요로결석은 계절적으로 여름철에 많이 발생하는데,
이는 기온이 높아 탈수상태가 되기 쉽고,
수분 섭취가 부족하면 소변의 양이 줄고 소변 내 용질의 농도가 높아지기 때문이다.
이 외에 결석 형성을 촉진시키는 칼슘과
수산염 성분이 많이 함유된 음식물이나 약물의 과다 섭취도 한 요인이다.

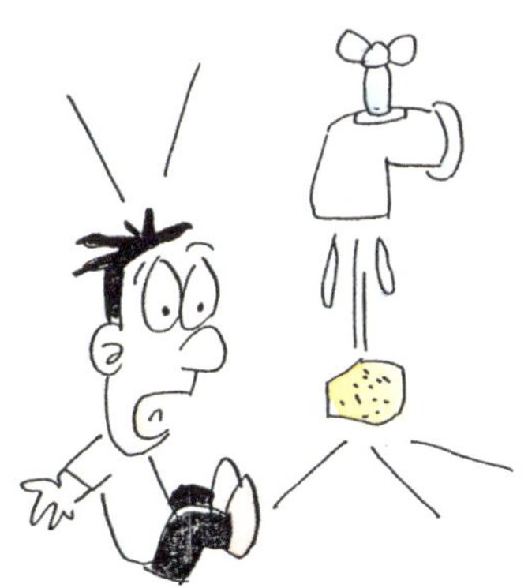

요로결석은 비뇨기과에서 가장 흔한 질환으로 대략 1년 동안 200명 중 1명꼴로 발생하고 비뇨기과 입원 환자의 30%를 차지할 정도로 많다. 일반적으로 100명 중 12명이 적어도 한번 이상 발병으로 고통받고 있다. 활동적인 젊은층에서 많이 발생하지만 최근에는 중장년층에서도 자주 발생하며 남자가 여자보다 2배 정도 많이 발생한다.

결석의 발생원인과 증상 요로결석은 계절적으로 여름철에 많이 발생하는데, 이는 기온이 높아 탈수상태가 되기 쉽고, 수분 섭취가 부족하면 소변의 양이 줄고 소변 내 용질의 농도가 높아지기 때문이다.

이 외에 결석 형성을 촉진시키는 칼슘과 수산염 성분이 많이 함유된 음식물이나 약물의 과다 섭취도 한 요인이다. 예를 들면 우유 · 치즈 · 어패류 · 시금치 같은 음식이나 탄산칼슘 등의 제산제 · 비타민 D 등의 약제를 과량 사용한 경우다.

증상은 결석의 위치에 따라 다르게 나타나는데 결석이 신우나 요관에 걸리는 경우에는 심한 통증이 한쪽 옆구리에서 시작하며 때로는 통증이 요관을 따라 뻗치고, 고환 · 질 · 하복부까지 뻗치기도 한다. 이러한 통증은 몇분간 또는 몇시간 지속되다가 자연히 멈추고, 다시 반복되며 구역질과 구토를 일으키기도 한다. 방광이나 요로결석은 소변을 볼 때 심한 통증과 배뇨 곤란을 일으키기도 한다. 대개 열은 나지 않으나 세균에 감염되면 고열증상이 나타난다.

결석의 치료과 예방 결석의 치료는 크기가 4mm 이하로 작고 증상이 경미하며 결석으로 인한 이차적인 합병증이나 요로 이상이 없는 경우에는 자연 배출을 유도하고 있다. 이 경우 배출되기까지의 시기를 짐작할 수 없으며 몸 밖으로 나오기까지 통증이 재발할 수 있다. 이때는 충분히 수분을 섭취(물 · 음료 등을 하루 3*l* 이상)하고 적당한 운동을 하며 진통제를 먹어야 한다.

돌이 자연 배출되기에는 너무 클 경우 대개 쇄석술을 시행한다. 요즘 많이 사용하고 있는 체외충격파쇄석술은 몸 밖에서 높은 에너지의 충격파를 발생시켜 이를 신장 결석이나 요관 결석에 집중적으로 쏘아 결석을 부순 뒤 소변과 함께 배출되게 하는 가장 혁신적인 방법이다. 마취나 입원이 거의 필요없는 것은 물론, 가장 안전하고 용이하며 효과적인 치료법으로 각광받고 있다. 이 기계는 요즘 웬만한 규모의 종합병원에는 거의 모두 설치돼 있을 정도로 많이 보급돼 있다. 성공률도 90% 이상으로 매우 높다.

또한 요로결석의 위치에 따라 적절히 개복술을 시행하는 경우도 있으며, 복강경 수술을 할 수도 있다. 가장 좋은 결과를 내기 위해 두 가지 이상의 치료법을 병용하기도 한다.

하지만 무엇보다 예방이 가장 중요하다. 요로결석이 한번 발생한 사람은 치료 후 5년 내 재발할 가능성이 약 50% 정도 된다. 재발을 막으려면 결석이 생기는 원인을 찾는 노력이 필요하다. 평상시에도 수분을 충분히 섭취하고 결석 성분이 많이 포함된 음식을 피하도록 해야 한다. 또 짠 음식과 소금은 가급적 멀리해야 하며 적절한 식이요법도 중요하다.

전립선비대증

시도때도 없이 화장실 정말 짜증나네

전립선비대증은 평상시 소변 보는 횟수가 증가하는 빈뇨현상과
잠자는 동안 소변을 보기 위해 두번 이상 일어나는 야간뇨현상,
잠을 설칠 정도로 참지 못하고 화장실을 찾아야만 하는
급박뇨 등의 증상으로 나타난다.

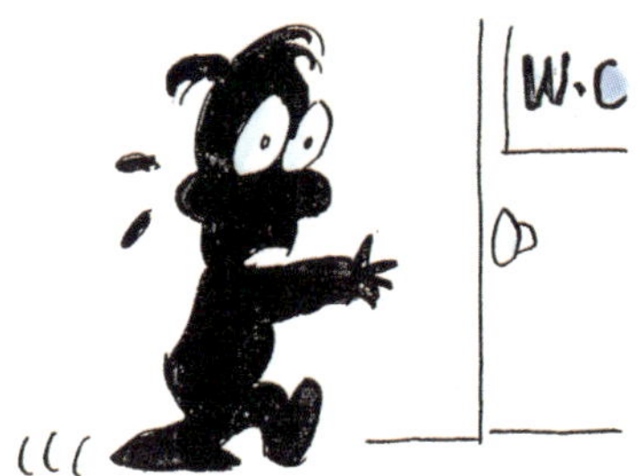

숨기지 말자 전립선비대증은 평상시 소변 보는 횟수가 증가하는 빈뇨현상과 잠자는 동안 소변을 보기 위해 두번 이상 일어나는 야간뇨현상, 잠을 설칠 정도로 참지 못하고 화장실을 찾아야만 하는 급박뇨 등의 증상으로 나타난다. 여기에 사실 50대를 넘어서면서 그 좋던 소변줄기가 갑자기 힘이 없어지면서 소변을 다 눌 때까지 젊은층에 비해 많은 시간이 걸리고 소변줄기도 가늘게 되는 세뇨현상도 무시할 수 없을 정도로 많다. 과거에 이런 세뇨현상은 자연스러운 노화의 한 현상으로 받아들이는 경우가 많았으나 이는 잘못된 의학상식이며, 치료할 수 있는 질환이라는 점을 명심해야 한다.

치료법은 다양 그러면 이런 증상의 검사와 치료는 어떻게 하는가. 우선 전립선비대증의 경우 항문에 손가락을 넣으면 전립선이 만져지는데 이때 전립선이 얼마나 커져 있는지를 만져보는 직장 수지검사법과 항문에 기계를 넣어 초음파로 전립선을 살펴보는 경직장 초음파촬영술로 진단이 가능하다.

그런데 전립선비대증이라고 해서 반드시 치료를 해야 하는 것은 아니라는 점을 알아야 한다. 자신이 스스로 이 같은 증상으로 인해 생활에서 불편이나 고통을 느끼는 정도에 따라 치료 여부를 결정할 수 있다.

그리고 요즘 환절기를 맞아 감기에 걸려 감기약을 복용하는 사람이 많은데, 전립선비대증 환자의 경우 감기약에는 요폐를 일으키는 성분이 들어 있으므로 증상이 심한 사람은 감기약을 조심해서 먹어야 한다. 치료법은 환자의 전립선 상태나 증상 정도, 나이 등 여러 가지를 고려해 결정되지만 크게 대기요법·약물요법·최소침습적치료법·수술요법 등으로 나눌 수 있다. 최근에는 레이저를 이용한 치료를 많이 하고 있는데 합병증도 적고 치료효과도 좋다.

예방이 최선이다 과도한 음주나 성생활, 피로가 쌓이면 전립선에 충혈과 부종이 나타나거나 소변을 오래 참으면 방광의 수축력이 떨어지므로 증상을 악화시킬 우려가 있다. 증상이 심하지 않을 경우 흔히 가정에서 따뜻한 물로 좌욕을 하면 혈액순환이 원활해져 치료에 도움이 된다.

3부

치아건강···
장수의 지름길

중노년기 치아 관리 | 임플란트

| 건 강 1 0 0 세 , 장 수 1 0 0 세 |

성한 '이' 있으면
열 부자 안 부럽다

노년기의 구강상태는 젊은 사람들과는 다르다.
우선 노화로 인해 씹는 부분의 근육인 저작근의 기능이 저하돼
씹는 효과에 문제가 생긴다. 또 입술 위치의 변화로
구각구순염이 쉽게 생기기도 하고,
혀의 기능이 떨어져 말할 때나 음식물을 삼킬 때 문제가 나타난다.

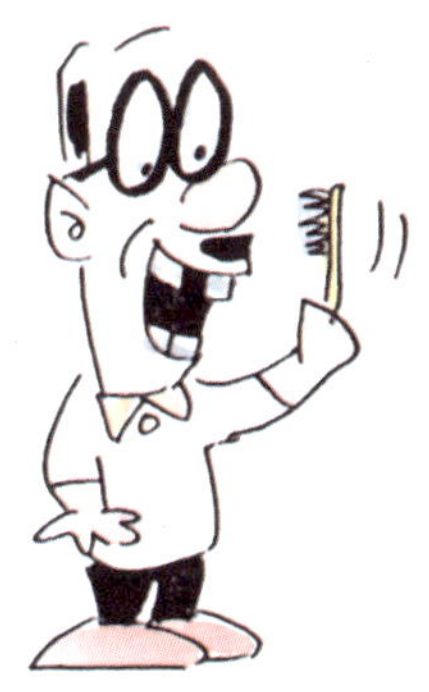

노년기의 구강상태는 젊은 사람들과는 다르다. 우선 노화로 인해 씹는 부분의 근육인 저작근의 기능이 저하돼 씹는 효과에 문제가 생긴다. 또 입술 위치의 변화로 구각구순염이 쉽게 생기기도 하고, 혀의 기능이 떨어져 말할 때나 음식물을 삼킬 때 문제가 나타난다. 특히 치아는 잇몸 질환이 발생할 가능성이 높고, 치아 신경조직이 퇴화되기도 한다. 또 치아의 법랑질이 얇아져서 치아색이 누렇게 변하기도 한다. 오랫동안 사용했기 때문에 이가 닳아 길이가 짧아지고, 씹는 면이 마모된다. 따라서 중년 이후에는 치과질환 예방에 주의를 기울여야 한다.

중년의 치과 질환과 예방법 잇몸 질환은 30세 이후부터 점차 증가해 정도의 차이는 있지만 40~50대에 이르면 상당수가 앓게 된다. 특히 성인이 치아를 상실하게 되는 이유 중 가장 큰 원인 가운데 하나가 잇몸 질환인 만큼 이에 대한 예방과 치료가 무엇보다도 중요하다.

잇몸 질환은 흔히 '풍치'라고 해 치아를 둘러싸고 있는 조직, 즉 잇몸·치아의 뿌리·치주 인대·치조골 등을 포함하는 치아 주위 조직에 발생하는 질환을 말한다.

잇몸 질환은 어느 정도 진행될 때까지는 통증을 느끼지 못하고, 병이 상당히 진행된 후에야 비로소 통증을 비롯한 주요 증상들을 느끼게 되므로 예방을 위해 정기검진을 해야 한다. 잇몸 질환의 초기단계에는 증상이 나타났다가 없어지는 과정을 반복하면서 점차 심하게 진행되므로 증상이 의심되면, 빨리 치과 의사를 찾아가는 것이 중요하다.

잇몸 질환의 근본적인 원인은 구강 내 세균이다. 구강에는 수억마리의 세균이 살고 있는데, 이들은 치아 면에 프라그(치태)라는 끈끈하고 얇은 막을 형성한다. 프라그는 치아에 쉽게 붙어, 떨어지지 않고 오랫동안 남아 있으면서 점차 나쁜 독소를 만들어 염증을 일으키고, 치아를 받치고 있는 치조골을 파괴해 풍치라는 잇몸 질환을 일으킨다.

프라그는 칫솔질을 통해 매일 제거하지 않으면 수일 안에 침 속의 칼슘이온 등과 결합해 석회화돼 치석이라는 단단한 덩어리로 변하게 된다. 치석은 백색·백황색·갈색 등 다양한 색으로 나타나며, 칫솔질만으로는 제거되지 않으므로 반드시 치과에서 제거해야 한다.

나이가 많은 노인들의 치아색이 변한 것도 이 때문이다. 이외에도 당뇨나 부갑상선 기능항진증 등의 전신적인 건강·스트레스·흡연 등도 잇몸 질환에 영향을 미치게 된다.

잇몸 질환의 초기 치료 잇몸 질환의 치료 방법에는 스케일링 및 치은 연하 소파술·치은 절제술·치주 판막 수술·치조골재생술·치은 이식술 등이 있다. 잇몸 질환은 대부분 구강 세균에 의해 발생하는 염증성 질환으로 원인이 되는 프라그를 제거해주는 것이 가장 중요한 미리 예방하는 것이 가장 중요하다.

초기에는 칫솔질로 프라그를 없앨 수 있다. 그러나 프라그는 치아 면에 비교적 끈끈하게 부착돼 있으므로 정확한 방법과 끈기 있는 칫솔질에 의해서만 제거할 수 있다. 즉 횟수보다는 어떻게 닦느냐가 더욱 중요하다.

잇몸 질환이 있는 경우에는 잇몸이 내려가고 치아 사이의 공간이 벌어진다. 또 뿌리가 많이 노출되므로 칫솔질만으로는 프라그를 완전히 제거하기가 어렵다. 따라서 보조적인 방법으로서 치실과 치간칫솔 등의 보조 기구를 사용해야 한다. 통증이 없어지고 불편함이 사라지면 병이 다 나았다고 생각하고 더이상의 치료를 받지 않게 된다.

그러나 잇몸 질환은 구강 내에 살고 있는 세균에 의해 일어나는 것으로 구강 내 세균은 완전히 제거하기가 불가능하므로 계속 관리하지 않으면 다시 나빠진다. 따라서 정기검진을 통해 잇몸 질환이 발생되기 전에 예방하고, 질환이 발견돼도 조기에 치료가 가능하므로 정기적인 검진과 지속적인 관리가 필수적이다.

씹을 수 있는 기쁨
복중에 복이로다

치아를 오복 중의 하나라고 하는 것은 바로 음식을 마음껏 씹을 수 있기 때문이다.
그러나 치아를 보존하고자 하는 바람과는 달리
여러 가지 이유로 치아를 잃어버리게 되는 경우가 많다.
통상적으로 1~2개의 치아가 상실되었을 때 사용되는 고정성 보철물은
건강한 치아를 상하게 하여
자연 치아의 수명을 단축시키는 문제점이 있다.

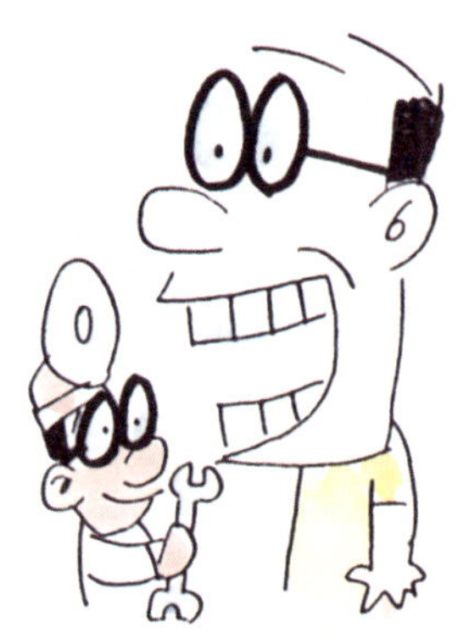

치아를 오복 중의 하나라고 하는 것은 바로 음식을 마음껏 씹을 수 있기 때문이다. 그러나 치아를 보존하고자 하는 바람과는 달리 여러 가지 이유로 치아를 잃어버리게 되는 경우가 많다. 통상적으로 1~2개의 치아가 상실되었을 때 사용되는 고정성 보철물은 건강한 치아를 상하게 하여 자연 치아의 수명을 단축시키는 문제점이 있다. 이런 점을 피하기 위해 사용하는 방법이 임플란트 보철이다. 임플란트 치료법은 치아가 결손된 부분에 인공치아를 심어 씹는 기능을 정상적으로 회복하도록 하는 방법이다.

치주질환이나 각종 사고 등으로 자연치아를 상실했을 경우 반드시 인공치아를 해넣어야 한다. 치아가 상실된 상태를 오랫동안 방치하면 맞물리는 치아가 솟아나와 길어진다. 또 빠진 쪽으로 치아가 쏠리면서 사이가 벌어져 충치와 풍치가 발생한다. 또 음식물을 한쪽으로만 씹게 되므로 치아의 한쪽만 마모가 일어나며, 심할 경우 얼굴이 삐뚤어지기도 한다. 따라서 상실된 치아는 반드시 복원해주어야 하며, 그 시기는 빠를수록 좋다.

인공치아는 엄격한 국제규격을 통과해야만 하므로 재료 자체에 문제가 발생하는 경우는 아주 드물다. 인공치아는 악골(턱뼈) 내에서 유해한 작용이 없는 티타늄으로 만들어진 나사 형태의 치근으로, 수술을 통하여 악골 안에 위치시킨다. 이렇게 4~6개월의 치유과정 동안 외부의 자극이 가해지지 않도록 잇몸을 덮어둔 후 2차적인 수술로 기둥을 부착시킨 다음 가공치아를 제작하게 된다.

임플란트도 자연치아와 마찬가지로 환자의 전신건강과 구강상태에 따라 달라지므로 사용기간은 단정하기 어렵다. 단지 전신 및 구강상태와 같은 환자의 조건과 치료 후 관리에 문제가 있는 경우에는 사용기간이 짧아질 수도 있다.

인공치아 시술방법은 턱뼈 속에 심는 방법과 경우에 따라 턱뼈를 관통해 심기도 한다. 수술은 1차로 잇몸을 절개하고, 턱뼈에 인공치근을 심은 후 봉합한다. 이어 2차로 인공치근이 뼈와 한몸이 될 때까지 3~6개월을 기다리고 나서 잇몸 밖으로 기둥을 연결하는 2차 수술을 하게 된다. 이후에는 일반보철인 틀니와 마찬가지로 본을 떠서 보철물을 제작, 장착하면 된다. 대부분의 수술은 국소마취로 가능하다. 치과에서의 국소마취는 비교적 안전하고 효과적인 방법이지만 수술 내용이나 환자의 상태에 따라 전신마취를 하기도 한다.

임플란트는 환자의 경제적인 조건과 치아 상태에 따라 선택한다. 최근 국산 제품의 품질이 좋아져 전체 시장의 65% 정도를 차지하고 있다. 가격은 국산 제품의 경우 150만~200만원대, 스웨덴 등 외국 제품은 350만~400만원대를 형성하고 있다. 경쟁이 치열해지면서 국산 제품 중 일부 카피제품은 100만원 이하까지 떨어지고 있으나 품질이 크게 떨어지므로 주의해야 한다.

임플란트는 여러 가지 장점에도 불구하고 수술 전·후나 보철치료 단계 등 초기 치료에 여러 가지 문제점이 발생하기도 한다. 특히 골 흡수가 심하거나 골조직 밀도가 낮은 경우 인공치근의 골 유착이 실패할 수도 있다. 아래턱 어금니 부위를 수술할 때 감각신경이 손상되어 아랫입술이나 아래턱까지 감각이 상실되기도 하지만 대부분의 경우 몇주나 몇달 안에 회복 된다. 위턱에 인공치근을 이식하는 경우 상악동(부비강의 하나로 위턱뼈 가운데 있는 한쌍의 공동(空洞))이나 비강 내에 구멍이 생기기도 한다. 또 감염이 되는 경우도 있다. 하지만 이러한 문제는 항생제나 추가적인 수술로 회복될 수 있다. 수술 후에는 며칠간 붓거나 통증·출혈 등이 있을 수 있고, 수술 부위에 염증이 생길 수도 있다. 그러나 이러한 문제도 대부분 해결이 가능하다.

인공치아는 환자의 전신상태나 잇몸뼈의 상태, 인공치근의 형태에 따라서도 많은 영향을 받지만 여러 가지 상황을 잘 감안하면 누구나 좋은 치료 결과를 얻을 수 있다. 즉 당뇨병이나 골다공증, 간장·신장질환과 같은 만성 소모성질환자의 경우에도 잘 관리되고 있는 상태에서는 임플란트 치료에 별다른 문제가 없다.

현재 의학적으로 인공치근 표면에 잇몸 뼈가 자라서 씹는 힘을 충분히 견딜 수 있을 때 임플란트 치료가 성공했다고 판단한다. 성공률은 평균 90% 정도. 세계적으로 임플란트를 가장 처음 시술한 환자는 올해로 40년째를 맞이했지만, 아무런 문제가 없다고 한다. 따라서 철저한 칫솔질과 정기검진으로 관리하면 반영구적으로 사용할 수 있다는 것이다. 그러나 인공치근 주위를 청결하게 유지하지 않으면 잇몸과 잇몸 뼈에 염증이 생기고, 잇몸 뼈가 녹게 되어 인공치근이 흔들려 빠질 수 있으므로 치료 후의 관리가 무엇보다도 중요하다.

임플란트 상식

- 고정성 보철치료가 필요할 때 한다.
- 결손 부위와 가장 가까운 치아를 제거하는 것이 불편할 때 시술한다.
- 인접된 자연치아에 손상을 주지 않는다.
- 남아 있는 치아에 부담을 주지 않아 남은 치아의 수명이 길어진다.
- 잇몸이 아프거나 염증을 일으키지 않는다.
- 틀니보다 씹는 힘이 강하고 훨씬 잘 씹힌다.
- 식사나 이야기 도중 빠질 염려가 없다.
- 모양이 좋고 자연스러워 마음 놓고 웃거나 이야기할 수 있다.
- 이물감이 없어 자연치아와 같은 편안함이 있다.
- 턱뼈의 흡수를 막아 턱뼈의 건강을 유지할 수 있다.
- 심리적으로 안정되어 대인관계에 자신감을 갖게 된다.

4부

당뇨병을 잡자

침묵의 살인자 | 비만을 탈출하라 |
혈당관리 잘해야 | 당뇨 환자의 발 관리 | 식사요법

| 건 강 1 0 0 세 , 장 수 1 0 0 세 |

특별한 증상 없고
무서운 합병증 동반

당뇨병은 병 자체보다
그로 인한 각종 합병증을 불러오기 때문에
더욱 무서운 것으로 알려져 있다.
또 합병증이 발생할 때까지 특별한 증세를 보이지 않는 경우가 많아
'침묵의 살인자' 라고도 불린다.

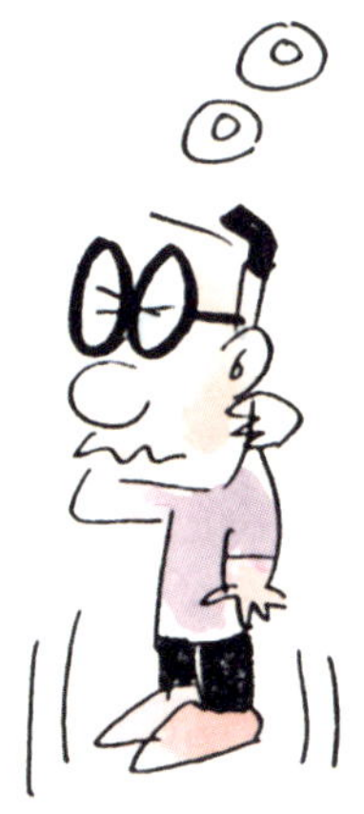

세계보건기구(WHO)와 국제당뇨병연맹(IDF)에 따르면 해마다 전 세계에서 300만명 이상이 당뇨병에 의해 사망하고 있다. 1분당 6명이 당뇨병 관련 질환으로 목숨을 잃고 있는 셈이다. 우리나라도 지난 2000년 현재 185만명에서 오는 2030년 723만명으로 늘어날 것으로 예상되고 있다.

당뇨병은 병 자체보다 그로 인한 각종 합병증을 불러오기 때문에 더욱 무서운 것으로 알려져 있다. 또 합병증이 발생할 때까지 특별한 증세를 보이지 않는 경우가 많아 '침묵의 살인자' 라고도 불린다.

그러나 많은 환자들이 제대로 당뇨병을 알지 못하고 근본적인 치료를 받지 않고 있다. 더구나 상당수는 아직 실용화가 확실치 않은 미래의 줄기세포 치료 등을 기대하면서 병을 악화시키고 있어 큰 문제로 대두되고 있다.

의학계에서는 이런 추세라면 가까운 장래에 우리나라에 '당뇨대란' 이 닥칠 것으로 우려하고 있다. 건강보험심사평가원 최근 자료에 따르면 현재 당뇨병으로 치료를 받고 있는 사람이 400만명을 넘어섰다고 한다. 국민 100명 중 8명이 당뇨병 환자인 셈이다.

이미 우리나라에서는 한해 동안 50만명의 새로운 당뇨병 환자들이 생겨나고 있다. 이런 추세로 가면 2030년에는 당뇨병 환자가 700만명을 넘어서고, 국민 100명 가운데 14.4명꼴로 당뇨병 환자가 생겨날 것으로 의학계는 예측하고 있다. 특히 노인인구가 많은 농촌지역은 '한집 걸러 한명씩 당뇨 환자가 있다' 는 말이 생길 정도로 당뇨 인구가 크게 늘고 있는 실정이다.

평생을 잘 관리해야 하는 당뇨병은 운동요법, 식이요법, 약물요법이 3대 요소다. 여기에 환자 스스로 혈당을 관리할 능력을 키워주는 교육이 필수적이다. 90년대 이후 당뇨치료는 혈당을 적극 관리하는 것이 효과적이라는 사실이 밝혀지면서 인슐린 펌프를 통한 당뇨관리가 유용한 치료법으로 임상에 적용되고 있다.

전통적인 인슐린 치료는 일상생활의 변화와 무관하게 체내에 주입된 인슐린이 지속적으로 혈액에 공급됨으로써 식사 후에는 혈당이 오르고, 식사와 식사 사이에는 인슐린이 혈액 중에 상대적으로 높아져 자주 저혈당을 만드는 결과를 초래했다. 먹는 약은 복용과 휴대가 간편하기는 하지만 오래 복용하면 췌장의 기능이 저하될 수 있다는 우려가 학계에서 제기되고 있다. 이러한 점은 전통적인 인슐린 치료의 한계점으로, 철저한 혈당 조절을 원하는 환자나 의사 모두에게 만족스럽지 못했다.

일반 당뇨병 환자들은 인슐린 효과를 맞추기 위해 식사와 운동 등을 할 때 상당히 몸을 사려야 한다. 그러다 보니 자연히 활동량이 줄고 생활에 활력을 잃는 등 혈당관리에 큰 구멍이 생길 수도 있다. 이에 반해 '언제든지 혈당을 정상으로 유지해 줄 수 있는' 인슐린 펌프를 착용하면 생활의 변화에 따라 자유롭게 인슐린 분량을 조절해 주입함으로써 정상인처럼 혈당을 유지할 수 있다.

이와 관련, 김선우 강북삼성병원 내분비내과 교수는 "인슐린 펌프는 환자와 의사 모두에게 던져진 혈당 조절의 화두를 풀어주는 열쇠"라고 말했다.

결론적으로 인슐린 펌프를 착용한 환자들은 특정한 음식을 피할 필요 없이 주변의 사람들과 좀더 자유로운 식사를 할 수 있고, 무엇보다 필요한 만큼의 열량에 따라 음식을 골고루 섭취할 수 있다.

당뇨병 치료의 권위자들은 혈당조절을 위해 하루 세번 규칙적인 식사를 하고 다양한 음식을 통해 영양소를 골고루 섭취하는 것이 좋다고 강조한다.

혈당조절을 위해서는 신선한 채소류를 충분히 섭취하고 잡곡밥을 먹는 것이 바람직하다. 또한 모든 음식은 되도록 싱겁게 조리해서 먹는다. 기름기가 많거나 설탕이 많이 들어간 음식은 특히 주의한다. 적절한 운동은 혈당 및 체중조절과 합병증 예방에 도움을 준다. 운동은 그 자체만으로도 혈당 감소효과가 있으며, 세포의 인슐린 효과를 증가시켜 혈당을 떨어뜨리는 장점이 있다. 인슐린 펌프는 이러한

일상적인 생활에 거의 지장을 초래하지 않기 때문에 당뇨병 치료의 3박자를 고루
갖춘 최신 치료방안으로 떠오르고 있다.

비만상태 오래되면
당뇨 발병률 증가

'물만 먹어도 살이 찐다' '굶어도 살이 안빠진다'
흔히 비만인 사람들이 하는 말이다.
의학의 발달로 특별한 질병에 걸리지 않으면
이젠 평균 수명 80세 시대의 문턱에 와 있다.
웬만한 암도 조기에만 발견하면 완치가 가능하다.
그런데 장수에 복병이 나타난 것이다.
현대병이라는 '비만' 이 바로 그것이다.

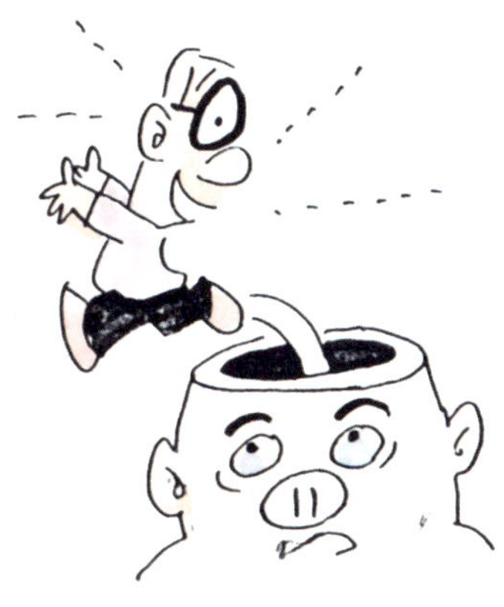

‘물만 먹어도 살이 찐다’ ‘굶어도 살이 안빠진다’ 흔히 비만인 사람들이 하는 말이다. 의학의 발달로 특별한 질병에 걸리지 않으면 이젠 평균 수명 80세 시대의 문턱에 와 있다. 웬만한 암도 조기에만 발견하면 완치가 가능하다. 그런데 장수에 복병이 나타난 것이다. 현대병이라는 ‘비만’이 바로 그것이다.

최근 호주에서 열린 국제 노인건강 및 장수 학술대회에서 미국 일리노이대학 제이 올샨스키 교수는 “현재 비만이거나 과체중인 어른들이 노년에 접어들면 평균수명이 줄고, 현재 과체중인 어린이들이 중년에 이르렀을 경우 이런 현상은 더욱 악화될 것”이라고 주장했다. 그만큼 비만은 건강 장수의 가장 큰 걸림돌이라는 것이다.

굳이 외국 학자의 주장을 듣지 않더라도 비만은 당뇨병을 비롯해 고혈압 · 관상동맥질환 · 혈중지질 이상 · 심폐성 고혈압 · 심부전 · 지방간 · 담석증 · 역류성 식도염 · 골관절염 · 통풍을 일으키는 원인으로 작용한다.

또 여자는 불임과 월경불순을, 남자는 발기부전과 정자 감소증이 동반되어 나타난다. 특히 여자는 자궁내막암 · 난소암 · 유방암을, 남자는 전립선암 · 대장암에 걸릴 위험이 높다. 한마디로 만병의 근원이다.

특히 비만인 상태가 오래되면 오래될수록 당뇨병과 심혈관 질환에 걸릴 가능성이 높아지며 사망률이 증가한다.

성인의 경우 허리둘레가 남자는 102cm, 여자는 89cm 이상일 경우 비만 관련 질환에 걸릴 위험이 크게 늘어난다. 일반적으로 이런 기준을 적용하면 허리둘레(배꼽에서 2cm 아래)를 엉덩이 둘레(최대 돌출부위)로 나눴을 때 그 수치가 남자는 0.9, 여자는 0.85가 넘으면 비만으로 간주된다.

이후 허리와 엉덩이 비율이 0.1씩 높아질 때마다 사망위험은 무려 40%씩 증가한다. 허리띠를 한칸(1인치)씩 줄이면 평균수명은 3년 연장되고 보기 좋은 체형으로 변해, 신체나이는 5년 젊어지는 것으로 조사되고 있다.

그러나 일반적으로 한번 붙은 뱃살을 빼기는 상당히 힘들다는 문제점이 있다. 특히 뱃살은 우리 몸의 다른 지방이 모두 빠지더라도 가장 늦게까지 남는 특징이 있다.

배는 움직임이 적은 만큼 지방이 자리잡을 공간은 가장 많기 때문이다. 우리 주위에 뱃살과의 전쟁을 선포한 사람은 많으나 성공한 사람은 적은 것도 이런 이유 때문이다.

가장 좋은 방법은 생활습관을 바꾸는 등 장기적인 대책을 세워 하나씩 해결하는 것이다.

한 살 더 먹기전에
혈당을 제압하라

치료하기 어려운 질환일수록 수백가지 치료법이 난무하게 마련이지만
당뇨병 치료의 목표는 결국 '건강한 상태에서 정상혈당을 얼마나 잘 유지하는가' 로 귀결된다.
다시 말해 당뇨병 치료의 목적이 정상혈당 유지에 있다면
정상혈당 유지의 필요충분조건은 바로 인슐린 펌프 치료라는 것이다.

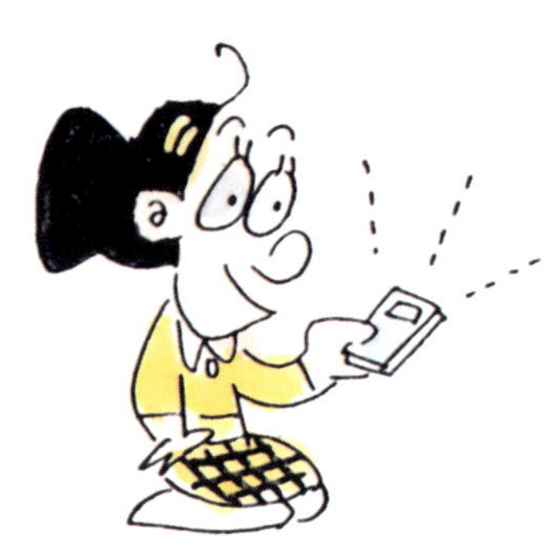

당뇨병 환자의 몸 상태는 설탕에 잠겨 있는 것과 비슷하다. 즉 각종 세균감염이나 장기손상을 빨리 일으킬 수 있는 요소를 갖고 있다. 이런 상태로 아무런 대책 없이 5년, 10년이 지나면 온갖 합병증에 시달리다 결국 사망한다. 실제로 우리 주변에서 당뇨병을 갖고 있는 어르신들이 갑자기 뇌졸중(중풍)으로 쓰러지는 경우를 종종 볼 수 있다.

다리가 퉁퉁 부은 50대 초반의 당뇨병 환자가 병원을 찾았다. 다리 상태를 보니 심하게 부어 오르고 살색은 검게 변해 있는 등 합병증이 심각해 주변의 정형외과로 보냈는데 다리를 잘라야 한다는 것이었다. 그 환자는 다리를 절단하기 전에 마지막으로 인슐린 펌프 치료를 받게 됐다. 본격적인 치료 한달여 만에 고름이 나오고 검게 변했던 피부의 상처가 아물고 피부 색깔도 원상태로 돌아왔다. 이런 치료 사례들은 수없이 많다.

그러나 오래된 당뇨병에 인슐린 펌프 치료를 잘 몰라 돌이킬 수 없는 상처를 받은 사람들도 수두룩하다. 당뇨병의 가장 중요한 원인 중 하나는 인슐린 부족에 있다. 따라서 인슐린을 적절히 주입해 고혈당 상태의 혈당을 정상화시켜주는 것이 치료와 관리의 관건이다. 정상 혈당 유지를 위해 검증이 안된 별의별 치료를 다하다가 몸을 망치고 돈을 허비한 뒤 병원을 찾는 사람들이 많아 안타깝기 그지없다.

치료하기 어려운 질환일수록 수백가지 치료법이 난무하게 마련이지만 당뇨병 치료의 목표는 결국 '건강한 상태에서 정상혈당을 얼마나 잘 유지하는가' 로 귀결된다. 다시 말해 당뇨병 치료의 목적이 정상혈당 유지에 있다면 정상혈당 유지의 필요충분조건은 바로 인슐린 펌프 치료라는 것이다. 그것은 당뇨병이 악화되기 전에, 나이를 더 먹기 전에 '혈당을 제압하는' 적극적인 치료법을 선택하는 일이다.

인슐린 펌프는 체내에 일정한 인슐린을 주입해 혈당을 자동으로 조절하는 의료기기다. 50g 정도로 가볍고 담배갑보다 작은 제품이 실용화돼 착용의 편의성이 좋아졌다. 인슐린 펌프를 잘 활용하려면 병원에서 실시하는 당뇨 교육을 정기적으로 받는 것이 좋다. 환자가 스스로 일상생활 속에서 혈당을 조절하기 위해서 반드시 필요하다.

당뇨병은 어떠한 치료를 어떻게 하느냐에 따라 그 성과가 크게 달라지고 무서운 합병증에서도 상당 부분 해방될 수 있다. 막연히 지푸라기를 잡는 심정이 아니라 '원칙있는 치료, 합병증을 막는 치료'를 제대로 받는 것이 당뇨병 완치에 있어 가장 중요하다는 사실을 다시 한번 강조한다.

작은 상처도 큰 위험
꼼꼼히 살피자

우리 국민들에게 가장 많다는 당뇨병. 당뇨병도 계절을 탄다.
겨울철에 감기와 뇌졸중이 잘 생기는 것처럼
여름철에 증상이 더 악화되는 질환도 있다.
맨발로 다니는 시간이 많은 여름철, 당뇨 환자들에게 걸리기 쉬운
3대 합병증의 하나가 당뇨병 발질환(당뇨발)이다.

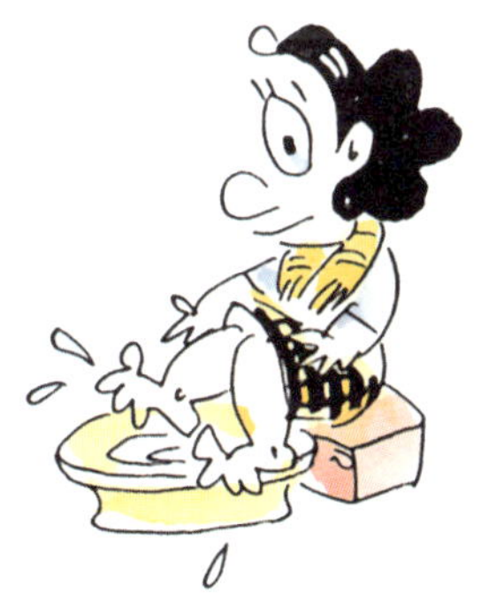

우리 국민들에게 가장 많다는 당뇨병. 당뇨병도 계절을 탄다. 겨울철에 감기와 뇌졸중이 잘 생기는 것처럼 여름철에 증상이 더 악화되는 질환도 있다. 맨발로 다니는 시간이 많은 여름철, 당뇨 환자들에게 걸리기 쉬운 3대 합병증의 하나가 당뇨병 발질환(당뇨발)이다. 당뇨병 환자는 혈관장애와 말초신경의 손상이 잘 생기고 균에 대한 저항력이 낮아 발에 상처가 생기면 혈관 및 신경이 쉽게 손상된다. 따라서 당뇨 환자는 발 건강에 특히 신경써야 한다.

물가, 해변가, 수영장에서 맨발로 다니는 것은 피해야 하고 어느 계절보다 발 관찰을 게을리하지 말아야 한다. 굳은살이나 티눈이 생긴 경우 환자 자신이 발에 칼을 대 잘라내려 하거나 티눈 빼는 약을 함부로 사용해서는 안된다. 또 발에 물집이 생기거나 색깔의 변화가 있으면 반드시 전문의와 상담해야 한다.

병은 병 그 자체보다는 합병증이 더 무섭다.

특히 당뇨병 환자들이 가장 소홀히 하기 쉬운 것이 발 관리다. 당뇨병 환자들이 발 관리를 잘못할 경우 가벼운 상처로도 궤양과 발가락이 썩어가는 등 심각한 합병증이 발생하고 심할 경우 다리를 절단해야 하는 최악의 경우도 발생할 수 있다는 사실을 알아야 한다. 일반적으로 당뇨 환자는 혈당이 높고 동맥경화증으로 혈액순환이 잘 되지 않는다. 이로 인해 조직으로 산소와 영양분을 공급하고 노폐물을 제거하는 데 장애를 일으키며 세균에 대한 저항력이 약해진다.

특히 말초신경의 손상으로 감각이 둔해지면 발의 보호감각이 없어지며 피부가 건조해지고 발 근육의 위축과 발 모양의 변형을 가져온다. 때문에 작은 상처나 티눈, 신발이 닿아서 살갗이 벗겨진 자리 등을 통해 세균감염이 일어나게 된다. 이를 대수롭지 않게 생각하고 넘어갈 경우 발가락이 썩어 들어가는 최악의 상태에 직면할 수도 있다. 실제로 병원에서 다리절단 환자의 경우 교통사고 등 부상을 제외하면 당뇨병으로 인한 절단이 가장 많은 것도 이 때문이다. 그만큼 당뇨 환자들의 발 관리는 중요하다.

당뇨병 환자 가운데 발질환에 걸릴 가능성이 많은 환자는 말초혈관장애가 있거나 발톱 기형과 망치발가락, 뼈의 돌출 등 발에 기형이 있는 경우다. 그리고 당뇨병성 신경병증과 과거에 발에 궤양이 있었던 경우, 당뇨병이 5년 이상 됐거나 나이가 40세 이상인 경우에도 많이 발생하는 것으로 알려지고 있다.

당뇨병 환자에게 자주 발생하는 병은 발생한 후에는 치료에 많은 어려움이 뒤따르기 때문에 예방이 최선이라는 것을 명심해야 한다. 특히 평소 발과 다리의 혈액순환을 원활히 함으로써 발에 손상이 가는 일은 피해야 하며, 이와 함께 혈당조절도 꾸준히 해야 한다.

당뇨환자 발관리 이렇게

정기적으로 관리하자

- 매일 발을 관찰, 상처나 무좀이 생기는지 살펴본다.
- 특히 발가락 사이에 세심한 주의를 기울인다.

깨끗이 씻고 관리한다

- 상처 발생을 막기 위해 매일 미지근한 물로 씻는다.
- 피부가 부드러워지지 않게 3~5분이 적당하다.
- 비누는 순한 것을 사용한다.
- 씻은 후 톡톡 두드려 닦은 뒤 완전히 말려준다.
- 보습크림을 발라 발이 갈라지는 것을 막아준다.
- 발톱은 일직선으로 깎되 바짝 깎지 않는다.
- 발톱이 살 속을 파고들면 반드시 병원을 찾는다.

신발에도 주의해야 한다

- 신발은 반드시 발에 잘 맞는 것을 선택한다.
- 함부로 티눈을 빼지 않는다.
- 신발 속에 이물질이 들어있지 않도록 주의한다.

혈액순환을 해치는 거들·코르셋·벨트 등은 사용하지 않는다

- 절대로 맨발로 다니지 말고 슬리퍼도 신지 않는다.
- 너무 꼭 조이는 양말이나 버선은 피한다.
- 책상다리나 다리를 꼬는 자세 등도 삼간다.

담배는 혈액순환 장애를 일으키므로 금해야 한다

- 다리를 위아래로 구부리거나 발목을 자주 돌려준다.

아래와 같은 상황이 발생하면 48시간 안에 진료를

- 감염이 깊고 궤양의 넓이가 1cm 이상이며 깊이가 0.5cm 이상일 경우
- 발이 빨갛게 붓고 악취, 분비물이 동반되고 고열이 있을 경우

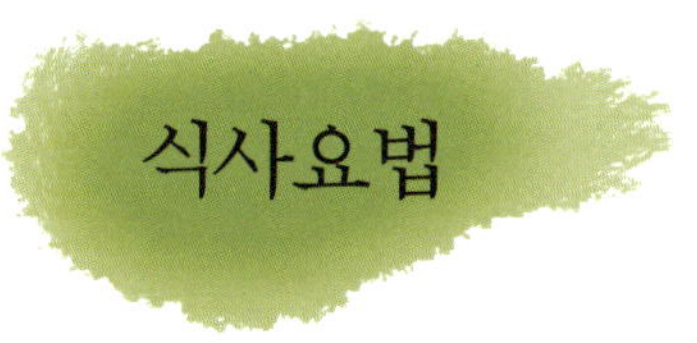

다양한 음식 골고루
적절한 영양식 필수

당뇨병 환자는 음식 선택에 제한이 따르지만
실제로는 다양한 음식을 골고루 먹는 것이 올바른 식사요법이다.
금지해야 하는 음식으로는 먼저 설탕이 손꼽힌다. 비만인 사람의 경우 지방을,
고혈압이나 신장질환이 있는 사람은 소금의 섭취를 줄여야 한다.
이는 음식을 제한하기보다는 적절한 영양공급을 위한
식사계획이 필요하다는 것을 의미한다.

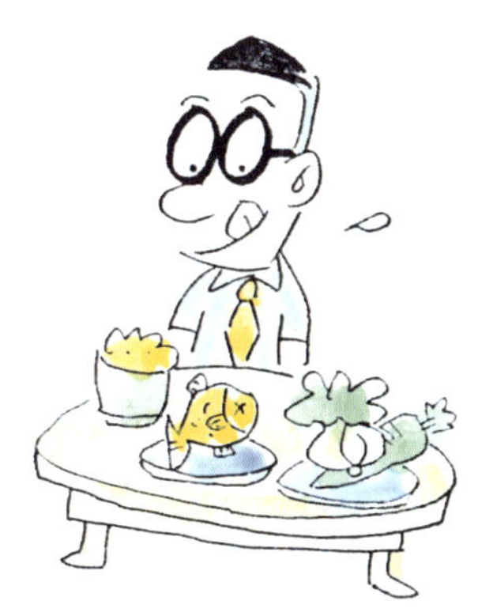

당뇨병 환자는 음식 선택에 제한이 따르지만 실제로는 다양한 음식을 골고루 먹는 것이 올바른 식사요법이다.

금지해야 하는 음식으로는 먼저 설탕이 손꼽힌다. 비만인 사람의 경우 지방을, 고혈압이나 신장질환이 있는 사람은 소금의 섭취를 줄여야 한다. 이는 음식을 제한하기보다는 적절한 영양공급을 위한 식사계획이 필요하다는 것을 의미한다.

우리 몸에 필요한 영양소는 당질, 단백질, 그리고 지방질의 형태로 공급되며 신체기능을 정상적으로 유지하기 위해서는 적절한 양의 비타민과 무기질이 필요하다.

당뇨병이 있는 사람은 식사계획을 짜는 데 있어 하루에 필요한 총 칼로리를 결정하는 것부터 시작한다.

하루에 필요한 칼로리는 당뇨 증상이 있는 사람마다 다르며 병의 정도에 따라 차이가 있다. 이 외에도 활동량과 작업량에 따라서도 칼로리는 달라진다. 일반적으로 칼로리를 결정하는 기준은 표준체중이며, 표준체중에 활동량을 고려해 계산한다.

표준체중은 자신의 키(cm)에서 100을 뺀 뒤 0.9를 곱하여 나온 숫자를 킬로그램(kg)으로 환산해 계산한다. 사무직이나 가정주부와 같이 중간 정도의 활동을 하는 사람의 하루에 필요한 칼로리 계산은 표준체중에 30칼로리를 곱하면 된다. 예를 들어 표준체중이 60kg인 사무직 근로자의 하루 필요한 칼로리는 1,800칼로리가 된다.

칼로리가 결정되면 다음에는 필요한 영양소를 적당히 분배하는 것을 고려해야 한다. 우리나라 사람의 식습관을 보면 하루에 필요한 칼로리의 많은 부분을 당질로 섭취하고 있다. 당질은 말 그대로 당분으로 밥이나 국수의 주성분이다. 당질을 많이 섭취한다는 것은 밥을 통해 필요한 영양소의 대부분을 공급받고 있다는 뜻이다.

당질은 우리 몸 안에서 흡수되어 혈당으로 바뀐다. 당뇨병은 당분이 잘 분해되지 않는 병이므로 당뇨병이 있는 사람이 많은 양의 당질을 섭취하면 혈당을 높이는 결과를 가져온다. 따라서 당뇨병 환자는 식사계획을 짤 때 하루에 필요한 전체 칼로리 중 혈당을 올리지 않고 충분한 에너지를 공급할 만큼의 당질 섭취량을 결정할 필요가 있다.

대한당뇨병학회에서 펴낸 당뇨병 식사지침에는 하루 전체 칼로리 중 당질 60%, 단백질 20%, 그리고 지방질 20% 섭취를 권고하고 있다. 영양소에 따라 섭취량이 결정되면 식품군별로 칼로리를 결정하고 식단을 준비한다.

식사요법은 일정한 원칙에 의해 계획되지만 식단을 작성하고 식사요법을 실천하는 데는 많은 노력이 요구된다.

5부

건강 100세
건강한 부부생활부터

남성갱년기 | 규칙적인 성생활 노화방지 효과 |
고개숙인 노년 팔팔한 새 힘을 | 성생활로 활력을

| 건 강 1 0 0 세 ,   장 수 1 0 0 세 |

남성갱년기

매사 의욕 없고 짜증
별다른 이상도 없는데…

'갱년기' 하면 생리가 불규칙하다든가 얼굴이 화끈거리고
신경이 날카로워지며 우울해하는 증상 등
여성에게만 오는 것으로 누구나 알고 있다.
그러나 남성에게도 갱년기가 있다.
다만 여성과는 달리 서서히 오기 때문에 모르는 경우가 많다.

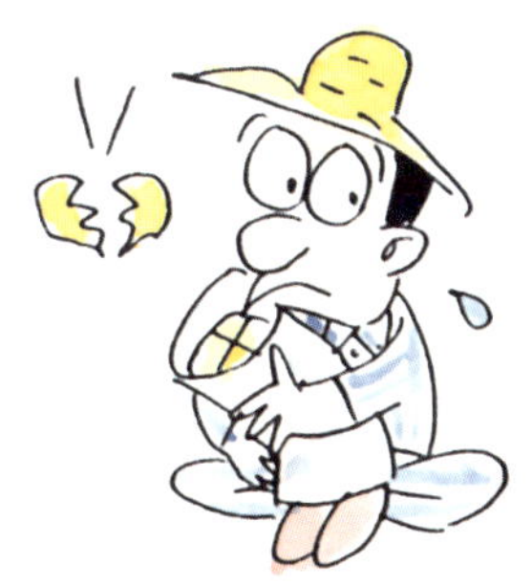

　전남 순천에서 농사일을 하는 50대 김모씨. 평소 부지런하기로 소문난 김씨는 올해 들어서면서부터 갑자기 매사에 의욕이 없고 짜증이 나면서 농사일도 하기 싫은 무기력증에다 부인과의 잠자리에도 도통 흥미를 잃는 이상한 증상이 계속됐다. 김씨는 각종 검사를 받아보았으나 별다른 이상이 없다는 얘기만 들었다. 또 소문난 한의원에서 보약을 지어 먹어보았으나 효과를 보지 못했다. 김씨와 같은 증상은 50대 이후, 빠르면 40대 이상 남성 10명 가운데 9명이 경험하게 되는 갱년기다.

　'갱년기' 하면 생리가 불규칙하다든가 얼굴이 화끈거리고 신경이 날카로워지며 우울해하는 증상 등 여성에게만 오는 것으로 누구나 알고 있다. 그러나 남성에게도 갱년기가 있다. 다만 여성과는 달리 서서히 오기 때문에 모르는 경우가 많다. 남성 갱년기는 남성들의 삶의 질을 떨어뜨리는 주범인데도 아직까지 많은 사람들이 단순히 나이가 들어 정력이 떨어지면 오는 자연적인 현상으로 잘못 인식해 보약이나 정력제에 의존하는 경우가 많다. 김씨와 같은 경우가 전형적인 남성 갱년기 증상이라고 보면 된다.

　이러한 갱년기 증상은 남성호르몬이 감소해 나타나는 현상이다. 남성호르몬은 어려서는 분비가 적으나 10대와 20대에 가장 많이 분비된다. 30대를 정점으로 해마다 1%씩 감소하고, 40~60대에 정상보다 7%가 감소하며, 60~80대에는 21% 정도 감소한다. 이로 인해 중년 이후 남성은 성적 자극에 대한 민감도, 발기 시 강직도, 발기 지속시간, 성교 횟수 등에서 젊은 시절에 비해 현저한 차이를 겪게 된다. 물론 여기에는 개인차가 크다. 남성 갱년기 증상은 여성의 폐경기처럼 확실한 증상은 없지만 지속적으로 나타난다는 특징을 갖고 있다.

　남성의 갱년기도 정확한 검사를 통해 적극적인 호르몬 보충요법을 쓰면 얼마든지 젊음을 유지할 수 있다. 평소 꾸준한 자기관리를 통해 이런 변화가 좀더 늦춰지도록 해야 한다. 나이를 먹더라도 성기능의 감퇴를 늦출 수 있는 비결은 충분한 영양섭취, 꾸준한 운동, 활발하고 능률적인 사회활동, 규칙적이고 지속적인 성생활 등에 있다.

신체 기능이 저하되는 노화현상은 40~45세를 기점으로 급격히 일어난다. 노화 방지학자들은 "질병이 유발될 상황이나 노화에 영향을 미치는 호르몬·미네랄 등 생체지표를 분석, 이를 미리 교정하면 건강 장수를 누릴 수 있다"고 강조한다.

노화방지는 우선 암 예방과 조기진단을 전제로 한다. 그 밖에 건강 장수에 영향을 미치는 요인으로는 *당뇨병·심장병 등 만성질환 *흡연 *음주 *과로 *호르몬 영양과 체중 *체력과 운동 *일과 스트레스 *시력·청력 등 신체기능 및 인지기능 *피부와 외모 *환경 및 유전 등을 꼽는다.

이 중 노화방지의학에서 약물치료로 중요하게 여기는 것이 호르몬이다. 노화와 함께 감소하는 호르몬은 성장호르몬, 여성호르몬인 에스트로겐, 남성호르몬인 테스토스테론, DHEA, 멜라토닌, 갑상선 호르몬 등이다. 반면 증가하는 호르몬은 인슐린과 스트레스 관련 스테로이드 코티졸, 유즙 분비와 관련된 프로락틴 호르몬 등이다. 이에 따라 노화방지의학은 나이별로 이들 호르몬의 기준치를 정하고 거기에 맞게 인위적으로 보충하거나 조절한다. 그렇게 함으로써 50~60대가 40대 수준의 건강과 젊음을 유지하도록 하는 것이 목표다. 또 노화방지는 *걷기의 경우 하루 30분 *자전거는 시속 24km로 약 15분 *빠른 수영 15분 *달리기는 시속 10km 속도로 15분 정도의 운동으로도 효과를 볼 수 있다.

전문의들은 "한국인은 전통적으로 섭생을 장수비결로 생각하지만 음식이 장수에 미치는 영향은 흡연·음주·스트레스 등에 비해 매우 미약하다"며 "노화가 시작되는 40세부터 나쁜 생활습관을 개선하고 노화 관련 질병을 조기에 발견·치료하는 것이 건강 장수의 비결"이라고 말한다.

이와 함께 남성 갱년기 증상에서 또 하나 빼놓을 수 없는 것이 남녀관계다. 40대 이후 50~60대의 중년 남성 중 상당수는 20~30대 때와 다르게 사정의 쾌감을 즐기지 못한다고 말하는 사람이 의외로 많다. 그들은 사정액이 분수처럼 힘차게 뿜어져 나가지 못하고 그냥 흘러나오는 것 같아 답답함을 느낀다.

또한 사정액의 양이 적고 때때로 잘 안 나올 때도 있다고 말한다. 사정액이 줄거나 사정할 때의 쾌감이 떨어지는 것은 전형적인 성기능 저하의 한 현상이다.

이에 대한 여러 가지 원인 중 가장 대표적인 것은 인체 내에서 생성되는 호르몬의 양이 감소하는 것을 들 수 있다. 호르몬이 원인인 경우에는 호르몬을 보충함으로써 효과를 볼 수 있다. 발기에 이상이 있다든지 성 반응이 약한 경우에는 반드시 발기 부전의 원인을 찾아야 한다. 사정의 쾌감은 남성들의 성공적인 생활은 물론이고 가정의 평화를 위해서도 대단히 중요한 문제다. 결코 가볍게 여겨서는 안된다는 것을 알아야 한다.

남성갱년기 의심 증상

- 최근 성욕 감퇴가 있다.
- 기력이 없다.
- 체력이나 지구력 감퇴가 있다.
- 울적하고 짜증이 난다.
- 발기가 예전같지 않다.
- 운동능력이 예전보다 떨어진다.
- 쉽게 피로하고 저녁식사 후 바로 잠에 빠진다.
- 농사일 등 업무가 예전같지 않다.
- 기억력이 떨어졌다.
- 갑자기 아랫배가 나오기 시작했다.

1. '갱년기는 우리 몸이 나이에 적응하는 것' 이라고 느긋하게 생각한다.

2. 흡연과 과음을 피한다.

3. 흥미있는 운동을 규칙적으로 한다.

4. 규칙적인 성생활을 한다.

5. 취미생활을 통해 정서적인 안정을 취한다.

6. 가족간에 친밀한 유대감을 가진다.

7. 이유 없이 무기력해질 때는 남성호르몬 측정이나 골밀도 검사 등을 받아본다.

8. 독서나 바둑으로 두뇌활동을 활발하게 한다.

9. 밤을 새는 등 몸에 무리가 가는 생활은 자제한다.

10. 단백질과 칼슘이 풍부한 음식을 골고루 섭취한다. 단, 과식은 금물.

면역력 향상시키고
치매예방까지

1998년 유럽에서 첫선을 보인 비아그라는
첫해 무려 2,700만정(錠)이나 팔렸다.
이른바 '파란 다이아몬드' 라는 별명이 붙은 비아그라는
이젠 남성 발기부전 치료제의 대명사로 자리잡았다.
그 후 1년 반이 지난 2000년 후반에는 이 약을 만든 미국 화이자사가
"매초당 3명의 남성이 비아그라를 복용한다" 는
놀라운 통계를 발표했다.

1998년 9월 유럽에서 첫선을 보인 비아그라는 첫해 무려 2,700만정(錠)이나 팔렸다. 이른바 '파란 다이아몬드'라는 별명이 붙은 비아그라는 이젠 남성 발기부전 치료제의 대명사로 자리잡았다. 그 후 1년 반이 지난 2000년 후반에는 이 약을 만든 미국 화이자사가 "매초당 3명의 남성이 비아그라를 복용한다"는 놀라운 통계를 발표했다.

군이 비아그라를 들추지 않더라도 규칙적인 성생활이 통증을 줄여주고 면역력을 향상시킨다는 사실은 이미 의학적으로 증명된 상태다. 성생활은 그 어떤 운동보다도 육체건강에 좋으며 그 어떤 취미활동보다도 정신건강에 뛰어난 효과를 보고 있다는 것이다.

성생활을 하면 건강해지고 장수할 수 있는가에 대한 몇 가지 의학적인 해답을 제시해본다. 우선 성생활은 그 어떤 운동보다도 칼로리 소모가 많다. 일반적으로 대부분의 사람들이 약 10분 정도 성행위를 한다고 가정할 때 소모되는 열량은 90kcal로 이는 등산의 35kcal나 에어로빅의 45kcal보다 2~3배 열량 소모가 많다.

그러나 이보다도 더욱 중요한 사실은 성행위가 노화를 방지한다는 것이다. 스코틀랜드 로열 에든버러병원이 3,500명의 대상으로 조사한 결과 매주 3회 이상 성행위를 하는 사람은 평균 10년(남자는 12년1개월, 여자는 9년7개월)이 더 젊은 것으로 평가됐다.

또 규칙적인 성행위는 면역력을 향상시키는 것으로 나타나고 있다. 역시 미국 한 대학 조사에 따르면 일주일에 1~2회 성행위를 하면 면역글로블린 A의 분비량이 증가해 감기나 독감 등 호흡기 질환에 대한 저항력이 강해진다는 것이다.

그러나 단점도 있다. 이른바 복상사라는 우리말이 있다. 성행위 자체가 100m 달리기를 전력 질주한 것과 비슷한 운동효과를 갖고 있기 때문에 흥분상태와 겹쳐질 경우 고혈압이나 협심증 등 심혈관계 질환자는 돌연사하는 경우를 말함이다. 때문에 성행위 자체가 가진 건강과 장수 및 노화방지라는 효과를 극대화하기 위해서는 건전한 성관계를 유지해야 하는 것이 필수다.

발기부전 치료제 복용
의사와 꼭 상담을

세계에서도 유례를 찾아볼 수 없을 만큼 빠르게 고령사회로 접어들고 있는
우리나라에서도 60~70대의 적극적인 성생활이 삶의 활력을 유지해주고
기억력과 면역력을 증강시켜준다는 것은 상식처럼 통한다.
또한 최근에는 치매예방에도 좋다는 보고서도 나오는 등
성생활이 건강장수의 비결 가운데 하나라는 사실이 속속 드러나고 있다.

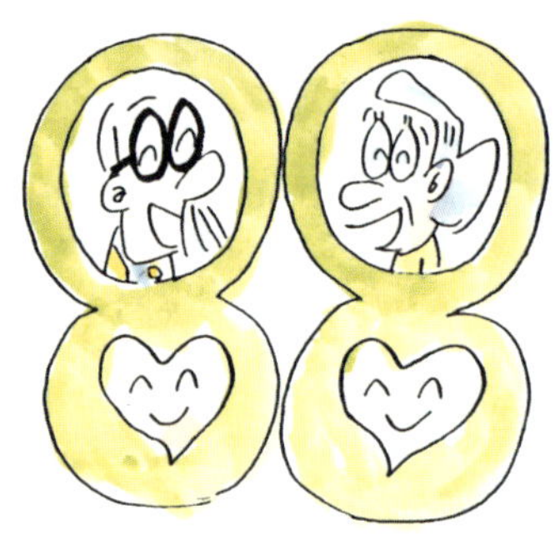

세계에서도 유례를 찾아볼 수 없을 만큼 빠르게 고령사회로 접어들고 있는 우리나라에서도 60~70대의 적극적인 성생활이 삶의 활력을 유지해주고 기억력과 면역력을 증강시켜준다는 것은 상식처럼 통한다. 또한 최근에는 치매예방에도 좋다는 보고서도 나오는 등 성생활이 건강장수의 비결 가운데 하나라는 사실이 속속 드러나고 있다.

때문에 발기부전은 그냥 덮어둘 문제가 아니라 반드시 짚고 넘어가야 할 중요한 질환이다.

현재 의학 전문가들은 기존 시장에 나와 있는 3개 약제와 국산 신약 등 4가지는 모두 매우 비슷한 약이라고 말한다.

김제종 고려대 의대 비뇨기과 교수는 "모두 다 먹는 약으로 음경에 작용해 발기에 관여하는 효소인 PDE-5를 억제하는 작용기전은 비슷하며 발기를 강하게 하는 약효와 부작용 역시 별반 다를 바가 없다"고 말했다.

실제 이들 약제의 약효는 80% 전후인 것으로 나타났다. 세부적으로 보면 〈레비트라〉는 전체 발기부전 환자의 78.4%, 〈비아그라〉는 82%, 〈시알리스〉는 85.4%에서 효과가 있는 것으로 알려져 있다. 국산 신약인 〈자이데나〉 역시 85% 수준을 보이고 있다.

한편 두통·메스꺼움·안면홍조·시각장애 등의 부작용도 비슷하며, 질산염제제를 복용하는 협심증 환자들이 먹어서는 안된다는 점도 동일하다. 가격은 〈자이데나〉가 약간 싼값에 시장에 나오는 것을 제외하면 서로 비슷한 수준이고, 약효도 지속기간 동안 내내 발기하는 것이 아니라 성적 자극을 받아야 발기가 이뤄진다는 점에서 같다.

그러면 이들 제품의 차이점은 무엇일까.

약효 발현시간의 경우 복용 후 〈레비트라〉는 15분~1시간, 〈비아그라〉는 1시간, 〈시알리스〉는 16~30분, 〈자이데나〉는 30분 내외 정도인 것으로 조사됐다.

〈레비트라〉와 〈시알리스〉 〈자이데나〉가 상대적으로 빨라 분위기만 무르익으면 신속하게 성행위를 할 수 있다는 장점이 있다. 〈비아그라〉는 기름기 많은 음식을 섭취했을 경우 평균 29% 정도 흡수율이 감소, 발현시간이 지연되는 것으로 알려졌다.

이에 대해 〈비아그라〉 제조업체 측은 "최근 임상자료에 의하면 〈비아그라〉를 복용한 환자 중 14분 만에 발기한 사람이 35%이며, 20분 만에는 51%가 발기에 성공한 것으로 나타났다. 또 발현시간이 빠르다고 무조건 성생활에 적합한 것은 아니다. 지난해 미국과 영국의 연구조사에 의하면 성행위를 해야겠다는 생각과 실천 사이에는 평균 1시간의 차이가 있는 것으로 나타났다"고 말했다.

약효 지속시간은 〈레비트라〉 5시간, 〈비아그라〉 4시간, 〈시알리스〉 24~36시간, 〈자이데나〉는 12시간 이상으로 평가되고 있다. 상대적으로 훨씬 긴 지속시간 때문에 〈시알리스〉 측은 "한번 복용으로 토요일과 일요일 2번의 사랑을 나눌 수 있어 좋다"고 말한다.

〈자이데나〉 역시 비슷한 양상을 보일 것으로 예상되고 있다. 반면 〈비아그라〉와 〈레비트라〉 측은 "대부분의 환자에게 그렇게 오랜 약효 지속시간은 불필요하며, 약효의 지속시간이 필요 이상으로 길어지는 것은 부작용에 노출되는 시간도 그만큼 길어진다는 것을 의미한다"고 말했다.

잠깐! 약먹기 전에 체크 발기부전 치료제의 부작용으로 가장 불쾌하게 느끼는 두통은 환자의 20~30%, 안면홍조 발생률은 〈비아그라〉가 가장 높고 나머지는 비슷하다.

국내 의사들은 상대적으로 기존 제품에 비해 신제품에 관심이 더 많다. 서울 강남의 포르테비뇨기과 김영찬 원장은 "신제품 등장으로 환자들의 선택 폭이 넓어진 것은 큰 장점"이라며 "하지만 환자들은 복용을 시작하면 일지를 꼭 쓰고 부작용을 확인해야 한다"고 말했다.

이 같은 평가에도 불구하고 시장점유율은 선발주자인 〈비아그라〉가 앞선 상태다. 다만 앞으로는 판도가 달라져 후발주자의 시장점유율이 점차 높아질 것이라는 것이 업계의 대체적인 전망이다.

그러나 4파전의 궁극적인 승부는 환자의 개인적 취향과 선호도에 의해 결정될 것이라는 시각이 우세하다. 김제종 교수는 "오랜 기간 효능과 안전성이 입증된 기존 제품이 상대적 우위에 있지만, 신제품 역시 효능이나 효과가 비슷한 만큼 시장 잠식이 어느 정도까지는 가능할 것"이라고 말했다.

김세철 중앙대 의대 비뇨기과 교수는 "발기부전 치료제는 작용시간이 얼마나 오래 가느냐보다는 얼마나 강하고 단단하게 발기되느냐가 중요하다"고 말하고 있어 이들 품질을 둘러싼 제품 간 시장 쟁탈전이 더욱 가열될 것으로 예상된다.

80세에도 성생활 거뜬
'주책' 이 아니랍니다

우리나라 농촌에서는 50세만 넘으면 으레 부부간의 성문제는
이야기조차 꺼내는 것이 어려울 만큼 금기시됐다.
그만큼 60~70대의 성에 대해서는 전통적 사고로 편향된 인식이 있다.
자식들도 이미 부모세대는 성능력이 끝났다고 생각하고
마치 성능력이 자신들의 전유물인 것처럼 생각하고 있는 것이 현실이다.

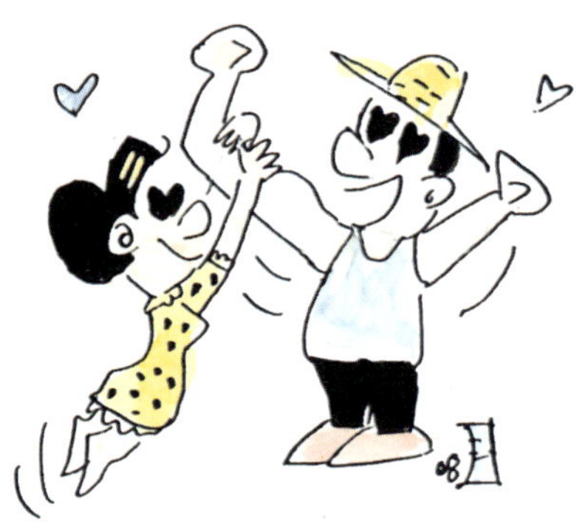

우리나라 농촌에서는 50세만 넘으면 으레 부부간의 성문제는 이야기조차 꺼내는 것이 어려울 만큼 금기시됐다. 그만큼 60~70대의 성에 대해서는 전통적 사고로 편향된 인식이 있다. 자식들도 이미 부모세대는 성능력이 끝났다고 생각하고 마치 성능력이 자신들의 전유물인 것처럼 생각하고 있는 것이 현실이다.

그러나 실제 조사에서는 전혀 다른 반응을 보이고 있다. 한마디로 나이는 성생활과 많은 관련은 있지만 60~70대, 아니 80세 이상에서도 성생활은 충분히 가능하다는 사실이다. 단지 육체적인 활동과 호르몬 분비가 예전같지 않기 때문에 횟수가 줄어든다는 것이지 성욕이 사라지는 것은 아니다. 오히려 60세 이상에서 성문제를 꺼내기만 하면 '주책'이라 말하고 성생활 여건을 아예 없애는 것이 문제다.

적극적인 성생활은 활력을 유지해주고 기억력과 면역력을 증강시켜준다는 건 이미 알려진 사실이며, 최근에는 치매예방에도 좋다는 연구결과들이 나오고 있다.

사실 성생활은 횟수보다는 '만족감'이 더 중요하다. 성생활에 대한 유명한 〈킨제이보고서〉에 따르면 일주일당 성생활 횟수는 20대 초반은 3.9회, 20대 후반 3.27회, 30대 초반 2.73회, 30대 후반 2.46회, 40대 초반 1.95회, 40대 후반 1.79회, 50대 초반 1.54회, 50대 후반 1.08회 등으로 나타나고 있다.

또 한국남성과학회 조사에 따르면 일주일 평균 20대 남성은 2.41회, 30대 1.98회, 40대 1.44회, 50대 1.19회, 60대 0.98회 등으로 60대 이상 우리나라 사람들은 평균 일주일에 한번 정도 성생활을 하고 있는 것으로 보고되고 있다. 그러면 우리나라 농촌과 같은 환경에서는 어떤 방식으로 성생활을 할 것인가.

특히 부인이 이미 폐경된 부부이거나 발기가 제대로 되지 않는 경우, 그리고 부부 가운데 어느 한쪽이 없는 경우는 어떻게 할 것인가. 가장 쉬운 방법이 자위행위다. 부인이 응하지 않을 경우 현재 의학적으로는 자위행위를 권하기도 하는데, 자위행위는 전혀 해로운 것이 아니라는 보고들이 많이 나와 있다.

또 일부 잘못된 성상식 가운데 사정을 참으면 성적으로 강해진다는 얘기를 많이 하는데 이는 잘못된 지식이다. 의학적으로 사정을 참으면 정낭이 부풀고 전립선염이나 부고환염이 생기게 돼 오줌소태에 시달리게 된다는 사실을 알아야 한다.

한방에서는 수천년 동안 임상경험을 통해 완성된 연령고본단·공진단·팔미환 등을 꾸준히 복용하면 성능력을 유지할 수 있다고 알려져 있다. 그러나 농촌 등에서의 성생활은 더하지도 덜하지도 않고 자신과 배우자에게 맞는 기법을 선택해 이에 만족해야 원만한 성생활을 영위할 수 있다.

잘못 알려진 상식

'사정을 하지 않는 것이 좋으며 사정을 하면 빨리 기력이 쇠약해진다. 남자의 일생 동안 만들어지는 정액의 양은 한정되어 있으므로 사정을 하지 않는 것이 좋다.'

이런 말은 예전부터 남성들이 그럴싸하게 믿고 따라왔다. 하지만 실제는 이와 정반대로 사정을 해야만 정상적인 성기능을 유지할 수 있다. 접이불루설(說)은 과도한 방사에 의해 건강을 해치는 사람들, 즉 왕조시대의 왕처럼 여자를 마음대로 취할 수 있었던 사람들에게나 해당되는 얘기라고 할 수 있다. 평범한 성생활에서는 사정을 해야 세포의 기능이 왕성해져 더욱더 성기능이 원활해진다. 자주 사용하고 작동을 하면 더 왕성하게 살아나는 것이 인체의 신비로운 생명력이다. 그릇된 상식에 의해 스스로의 건강을 해치는 것은 어리석은 일이며, 정확한 성지식을 가지는 것이 건전한 성생활을 위해 반드시 필요하다.

도움말 주신분

강순범 서울의대 산부인과 교수
강윤규 고려의대 재활의학과 교수
김민의 순천향의대 비뇨기과 교수
김범생 가톨릭의대 신경과 교수
김선한 고려의대 대장항문외과 교수
김윤수 서울대윤병원 원장
김형준 전남의대 혈액내과 교수
김호연 가톨릭의대 류마티스내과 교수
김효종 경희의대 소화기내과 교수
문정일 가톨릭의대 안과 교수
박원명 가톨릭의대 정신과 교수
배상철 한양의대 류마티스내과 교수
백경란 성균관의대 감염내과 교수
변재용 경희의대 이비인후과 교수
손호영 가톨릭의대 내분비내과 교수
신규철 제일정형외과병원 원장
신기돈 신선미한의원 원장
신 철 고려의대 수면클리닉 교수
심찬섭 순천향의대 소화기내과 교수
이방헌 한양의대 순환기내과 교수
이병돈 순천향의대 이비인후과 교수
이상헌 건국의대 류마티스내과 교수
이승신 이화의대 이비인후과 교수
이종석 순천향의대 피부과 교수
정규원 이화의대 석좌 교수
조승연 연세의대 순환기내과 교수
조영현 가톨릭의대 비뇨기과 교수
조주연 순천향의대 가정의학과 교수
지훈상 연세의대 외과 교수
한상우 순천향의대 신경정신과 교수
한원곤 성균관의대 일반외과 교수
한치화 가톨릭의대 혈액종양내과 교수
황윤영 포천중문의대 차여성병원 원장